Protocols for Cardiac MR and CT

A Guide to Study Planning and Image Interpretation

心脏 MR 和 CT 检查规范

研究规划和图像解读指南

主　编　〔西〕吉列姆·庞斯–拉道

主　译　谢　斌　李　冰

U0339283

天津出版传媒集团

天津科技翻译出版有限公司

著作权合同登记号：图字：02-2017-231

图书在版编目（CIP）数据

心脏 MR 和 CT 检查规范：研究规划和图像解读指南／
（西）吉列姆·庞斯－拉道主编；谢斌，李冰主译. — 天
津：天津科技翻译出版有限公司，2020.10
书名原文：Protocols for Cardiac MR and CT：A
Guide to Study Planning and Image Interpretation
ISBN 978 - 7 - 5433 - 3940 - 8

Ⅰ.①心… Ⅱ.①吉… ②谢… ③李… Ⅲ.①心脏病
－核磁共振成像－诊断学－规范②心脏病－计算机 X 线扫
描体层摄影－诊断学－规范 Ⅳ.①R540.4 - 65

中国版本图书馆 CIP 数据核字（2019）第 114835 号

授权单位：Marge Medical Books
出　　版：天津科技翻译出版有限公司
出 版 人：刘子媛
地　　址：天津市南开区白堤路 244 号
邮政编码：300192
电　　话：(022)87894896
传　　真：(022)87895650
网　　址：www. tsttpc. com
印　　刷：天津海顺印业包装有限公司分公司
发　　行：全国新华书店
版本记录：890mm×1240mm　32 开本　6 印张　200 千字
　　　　　2020 年 10 月第 1 版　2020 年 10 月第 1 次印刷
　　　　　定价：78.00 元

（如发现印装问题，可与出版社调换）

译者名单

主　审

牛家成　山东省滕州市中心人民医院

申永来　山东省枣庄矿业集团中心医院

主　译

谢　斌　山东省枣庄矿业集团中心医院

李　冰　山东省枣庄矿业集团中心医院

译　者（按姓氏笔画排序）

吕清清　山东省枣庄矿业集团中心医院

闫晴晴　山东省滕州市中心人民医院

许小燕　山东省滕州市中心人民医院

施晓星　山东省枣庄矿业集团中心医院

徐　兵　山东省枣庄矿业集团中心医院

中文版序言

近年来随着影像技术和设备的不断发展和完善，CT 和 MR 越来越多地被应用于心血管系统疾病的诊断中，已成为现代医学临床工作不可或缺的助手。

为了提供同质化的检查及分析方案，从理论水平上获得更大的提升，我们有幸获得了《心脏 MR 和 CT 检查规范：研究规划和图像解读指南》一书的中文翻译权。本书由西班牙巴塞罗那圣十字圣保罗医院长期从事临床实践的心脏影像专家吉列姆·庞斯-拉道教授所著，该书共 10 章，前 8 章为心血管疾病的 MR 应用，后 2 章着重介绍 CT 扫描方案、后处理及分析。各章详细介绍了所涉及的技术原理、扫描方案，并对临床背景和影像诊断要点也进行了详尽地讲解。本书专业理论系统，知识点新颖，图文并茂，言简意赅，具有很高的学术价值和临床实用性，可作为医学生临床教学培训的教材，还可作为影像专业住院医生临床工作的参考书。

这次我们组织了山东枣庄矿业集团中心医院和山东省滕州市中心人民医院影像团队的各位专家参与翻译本书，希望通过我们的努力，给大家带来一份学术上的享受。由于译者水平有限，书中难免存在疏漏和不足之处，恳请各位专家、同行和读者提出宝贵意见和建议。

山东省滕州市中心人民医院

中文版前言

随着现代科学技术的发展及影像设备的推陈出新，影像医学已经成为医学领域中知识更新最快的学科之一，已经从单纯的形态学诊断向功能学、分子学诊断发展，这势必要求影像科医生、技师具有更多的知识储备。

精准医疗，影像先行。规范的检查、分析方案是精准影像诊断的前提和基础。2016年，西班牙巴塞罗那圣十字圣保罗医院的心脏影像科的吉列姆·庞斯-拉道教授主编了《心脏 MR 和 CT 检查规范：研究规划和图像解读指南》一书，由国际著名的斯普林格出版社出版，并受到广大读者的欢迎。本书为读者提供了用于各种心血管疾病的基础研究方案及其理论依据，并且强调了 CMR 和 CCT 在这些方面与其他诊断方法相比的独到之处。该书无论是对影像科医生、技师，还是临床医生都是一本非常有价值的参考书。

我们力求将原著能以最原始的风貌呈现给大家，同时为了便于读者理解，原著中一些内容按照中文表达习惯进行了调整。由于译者的水平有限，翻译过程中难免出现疏漏和瑕疵，恳请各位读者不吝赐教、批评指正，以便译者不断改进和提高。

在本书即将出版之际，特别感谢每一位译者的辛苦付出及鼎力协作，感谢牛家成主任和申永来主任在本书翻译过程中给予的指导，感谢天津科技翻译出版有限公司张叶编辑团队在此书翻译出版过程中所做的诸多贡献。

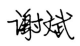

谢斌

山东省枣庄矿业集团中心医院

前　言

　　尽管近几十年来,心血管磁共振(CMR)和心脏计算机断层扫描(CCT)技术已被引入到心脏病诊断领域,但在日常实践中,即便是在大型学术中心,其应用仍未得到充分发展。因此,在CMR及CCT领域具有经验的人比在超声心动图领域的更为稀少;所以心脏病学医生和放射科医生希望能找到关于这方面的易于理解的、有针对性的教学资源。

　　我们团队在20世纪90年代初将CMR用于临床研究,并在21世纪初开始研究CCT。这两种技术与超声心动图一起成为了我们心脏影像部门的基础,我们将这些非侵入性成像技术充分、合理地应用到心脏病患者的临床检查中。

　　通过全面利用这些技术,我们获得了丰富的实践经验,并认识到我们有义务将这些经验传授给大家。因此,近年来,我们开始了若干不同层次的培训计划,如巴塞罗那自治大学认可的CMR和CCT高级成像技术硕士学位培训,这是一个针对心脏病学和放射学医生的每年为期9个月的毕业后学术课程,目前已开展了五期培训。

　　这本手册是先前西班牙语版的国际版本,它起初被设计为硕士课程学生的补充材料,以完善他们的实践课程。本书包含了指导他们在CMR和CCT研究过程中获取、分析和报告所需的信息。

　　出于实用的考虑,本书以教学的方式直接为读者提供了用于特定的病理过程的基础研究方案,并且提供了包括用于诠释这项研究的翔实有效的数据等图像分析技巧。此外,不同影像技术在临床实践中有其局限性,如何合理选择必须有相应的理论依据。为了做到这一点,我们反复讨论各种技术在特定心血管疾病诊断过程中的应用,强调CMR和CCT在这些方面与其他诊断方法相比的独到之处。每章结尾处的参考书目能帮助那些希望在特定问题上做进一步深入了解的读者们。

首先我们要感谢激励我们写这本书的学生们，感谢那些在参加实践课程时直接或间接贡献他们的意见和问题的朋友们。同时我们还要感谢这些技术的临床用户，尤其是那些在 MR 和 CT 系统技术方面有一定权威的非放射学家，如 Philips Ibérica 的临床科学家 Mr. Javier Sánchez，他在这些问题上为我们提供了帮助。然而，这并不意味着本书仅限于该公司的用户，因为这些心脏 MR 序列和心脏 CT 策略也适用于其他等效系统。

心脏病学医生和放射学医生的协同合作对于 CMR 和 CCT 计划在实践中取得成功至关重要。感谢心脏病学和放射科主任 Juan Cinca 教授和 Antoni Capdevila 教授，感谢他们对我们的积极支持。有了他们的支持和合作，我们中心才有可能顺利开展这项工作。

我们希望这本书的读者能够真正地利用它提供的内容，这是我们团队在 CMR 和 CCT 应用方面总结出来的简明而全面的纲要，可能对其他刚涉足这方面的人有所帮助。

吉列姆·庞斯-拉道

西班牙巴塞罗那

目 录

[使用说明]

　　欢迎加入本书读者交流群,通过社群一起交流学习心得,群内回复关键词,获取学习资源。

[入群步骤]

1. ▶ 使用微信扫描本页二维码
2. ▶ 根据提示,选择加入感兴趣的交流群
3. ▶ 群内回复关键词领取学习资源

本书配有
读者交流群

建议配合二维码一起使用本书

微信扫描二维码　加入本书交流群

▼▼

[群服务说明]

学习打卡群(免费群):
与本书读者一同打卡,交流心得。

读书话题群(收费群):
回复关键词,可观摩课件,深度了解作者对心脏MR和CT的临床研究。

第 1 章
磁共振序列在心血管的应用和研究规划

Guillem Pons-Lladó, Alberto Hidalgo, Sandra Pujadas

1.1 脉冲序列的概念

　　正确规划心血管磁共振(CMR)研究需要掌握各种脉冲序列在心脏病学的应用和心脏解剖的基本知识。通过运用这些知识,我们可以获得用于分析的具有足够的组织对比度和解剖定位的图像。

　　MR 图像的采集序列是计算机程序(软件)将射频脉冲和梯度磁场的应用整合到一个计时图中,以调制可接收信号的特征并形成图像。不同的序列能够精确控制磁共振系统(硬件)基本元件的功能,如由射频发射器产生与原子核相互作用产生磁共振现象的发射脉冲和形成特定编码接收信号的线性梯度磁场。

G. Pons-Lladó, MD, PhD (✉) • S. Pujadas, MD
Cardiac Imaging Unit, Cardiology Department, Hospital de la Santa Creu i Sant Pau,
Universitat Autònoma de Barcelona, Barcelona, Spain
e-mail: gpons@santpau.cat

A. Hidalgo, MD, PhD
Cardiac Imaging Unit, Radiology Department, Hospital de la Santa Creu i Sant Pau,
Universitat Autònoma de Barcelona, Barcelona, Spain

应用 MR 序列的目的是以这样的方式调制可接收信号的强度,突出组织的某些特定的磁性特征,如磁化恢复时间(T1)和激发后信号衰减时间(T2),这给 MR 提供了分析不同组织特征的能力。顺磁性对比剂的使用是另一个技术优势。应用对比剂可以基于对比剂到达组织的微血管网络之后组织的磁性的变化来评估组织的血管形成或灌注的状态。

1.2 CMR 的基础采集序列

一般而言,CMR 图像是以 5~10mm 厚的层面或二维(2D)层面获取的,平面内分辨率为 1~2mm。以心电图(ECG)或外周脉冲信号作为参考,采集与心动周期同步,以便将心动周期分成不同的时段。为了在一个心动周期中充分表现心脏运动过程,必须将心动周期分割成 20ms 的连续时相(每个心动周期 30 个时相)。在这有限的时间范围内,系统无法以充足的时间分辨率来获得必需的信息生成一幅完整的图像。为了克服这种限制,利用心脏运动的周期性在多个心动周期内重复采集包含在最终图像中的所有信息,最终形成具有足够的空间和时间分辨率的图像。因呼吸运动会给心脏图像带来位置伪影,所以这个过程通常在患者屏住呼吸(屏气,呼吸暂停)时进行。回波导航同步序列提供了屏气的替代方案。在此序列中,系统会根据膈肌的位移来监测呼吸周期,并且只在膈肌处于特定位置时采集信息。

1.3 CMR 典型序列的应用

关于 MR 的物理基础和序列结构的详细讨论不是本书的重点,如果想了解这些内容可以参阅推荐的参考书目。重要的是,要对各种序列提供的信息有精确的了解,并且要知道它们在心血管研究中的应用。丰富的可用序列及其频繁更新已经在一定程度上产生了混淆,与此同时,不同的 MR 系统制造商对其他相同序列给予不同的名称也加剧了这一情况。下面,我们将描述心脏研究的应用序列及其主要修改策略。虽然这些序列的名称与某个特定公司(飞利浦)的序列名称相对应,但在其他供应商的同类名称下也可以找到。

• 黑血快速自旋回波序列(BB-TSE):因来自流动血液的信号在被获得解剖信息之前被抑制,并且图像上呈黑色,所以通常被称为"黑血"。"黑血"序列可以在 T1 加权或 T2 加权采集。在这两种情况下,在心动周期中的特定时相处可获得单个图像。优异的分辨率和对比度使得这个序列有助于对解剖结构的辨认。通常在屏气期间获得单个层面(图 1.1a)。

• 单次激发快速自旋回波序列(SS-TSE):早期序列的特殊模式,每幅图像在单个回波序列中采集,每次只采集一幅图像,每个心动周期只采集一次,尽管空间分辨率有限,但一次屏气可采集多个层面。

• 短反转时间反转恢复序列(STIR):TSE 序列被修改为抑制来自脂肪组织的信号,并对组织水分的存在也是敏感的(水肿)(图 1.1b)。

• 梯度回波/快速场回波序列(FFE):由于血流信号强度高于心肌等实体组织的信号强度,这种基础形式被称为"亮血"序列。这些序列允许在心动周期内获得一系列连续的图像,因此它们适用于心脏功能的研究。

• 普通稳态自由进动序列(SSFP)——(balanced FFE 或 balanced TFE):FFE/TFE 序列的改进,可改善信号噪声比;因此,目前它是功能研究的首选应用(图 1.1c)。

• 平面回波成像(EPI):是一种可以应用于自旋回波序列和梯度回波序列的图像信息的读取模式,它允许以较低的分辨率和(或)较高的磁敏感性伪影为代价来缩短图像采集时间。

• 超快速场回波序列(TFE):与 FFE 序列相似的序列,其中产生不同相位编码的回波被集合成段或链,并且在这些回波段之前可以应用不同的预脉冲。

• 反转恢复超快速场回波序列(IR-TFE):是修改的 TFE 序列,在每个回波段之前应用一个反转脉冲以提高图像中 T1 加权的作用。在对比剂延迟增强研究中,必须在预脉冲和图像读出之间选择适当的反转时间,以抑制特定 T1 组织的信号,如健康心室肌,从而能够识别那些因冲刷速度较慢而对比剂可能被保留下来的(异常)区域(图 1.1d)。

• 改进的 look-locker 反转恢复序列(MOLLI):是一种特殊的 IR-TFE,用于评估心肌组织中 T1 时间的实际值。在该序列中,不同的心脏周期之间

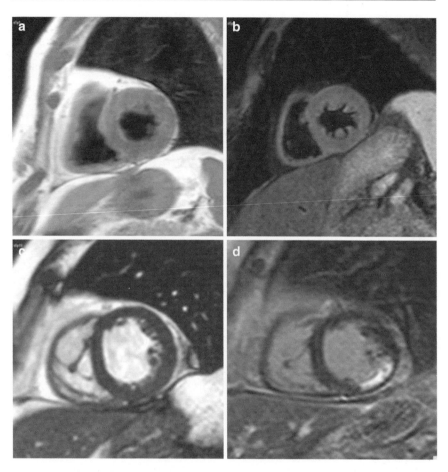

图 1.1 (a)黑血超快速自旋回波图像。(b)STIR 图像。(c)SSFP 图像。(d)在钆对比剂注射后期获得的反转恢复图像,显示在左心室外侧壁增强(亮信号)。(待续)

共享相同的反转脉冲,并且在每次心跳中结合单次激发 TFE 采集以增加反转时间范围来得到准确的 T1 值。

 • 饱和恢复超快速场回波序列(SR-TFE):是 TFE 序列的修改,即在每个回波链之前施加预饱和脉冲以在图像上获得更大的 T1 效应。与反转恢复(IR)序列相比,图像信号与施加饱和预脉冲之前的信号演变无关,这意味着在每个饱和脉冲之后图像的信号强度总是相等的。结合 TFE 序列采

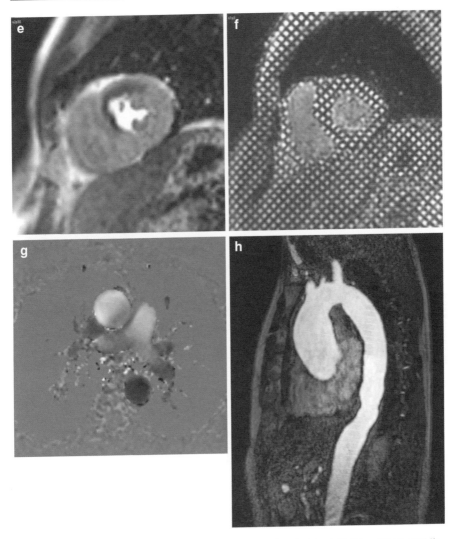

图 1.1(续) (e)首过灌注图像,显示前间隔壁处的灌注缺损(暗信号)。(f)标志图像。(g)相位对比图像。(h)MR 对比增强血管成像图像。

集速度可以实现在一个心动周期中获得多个层面,并具有足够的分辨率来检测对比剂到达所产生的信号的增加。这有利于静脉团注对比剂首次通过期间的心肌灌注研究(图 1.1e)。

- 标志:在超快速场回波序列或改进平面回波序列中,读取回波链之前施加一个短时存在的编码空间的信号场。这信号在心动周期中降低,但是仍然可以用作心室收缩和舒张过程中心肌变形的标志物(图 1.1f)。
- 相位对比(PCA):梯度回波或超快速梯度回波序列经过修改,可以利用磁场梯度对流速进行编码,在该梯度内运动的质子获得与流速成正比的相位变化。该序列可提供血管结构内循环血流的瞬时速度曲线(图 1.1g)。
- 全心磁共振冠脉成像:采用呼吸导航下的超快速稳态自由进动序列,利用 T2 加权和脂肪抑制技术获得。在该序列可以在心动周期的相同时相内获得多个高分辨层面,并进行三维(3D)重建以评估冠状动脉是否需要应用对比剂。这通常需要结合 T2 预脉冲来增加血池和组织之间的对比。
- 对比增强磁共振血管成像:利用三维梯度回波序列在顺磁对比注射的首次通过期间获得的无须心脏同步的多个薄层,并进行与 3D 重建。常用于血管成像研究(图 1.1h)。
- 并行成像技术/敏感编码技术(SENSE):这项技术对其序列本身修改较少。基本上,这些 MR 成像重建技术利用接收线圈灵敏的空间变化作为用于空间编码信息,因此能够在采集期间跳过相位编码线,并因此缩短采集时间。

1.4　CMR 研究计划和分析

CMR 研究计划的基础是采集相对于心脏轴线的不同方向层面图像。由于心脏在胸腔中的位置与 3 个自然解剖平面(轴向面、冠状面和矢状面)中的任何一个都不对齐,因此,有必要沿着这些标准平面拍摄一些胸部的图像,以便可视化心脏的位置并规划研究。这一系列层面被称为"侦察像"或"定位像",它是在屏气下,由相对较低分辨率和快速采集的序列获取的图像组成(图 1.2)。

1.4.1　心脏功能研究

1.4.1.1　功能研究的图像摄影

1.首先,从定位序列中选择可以同时识别左心室的顶点和基底位置的

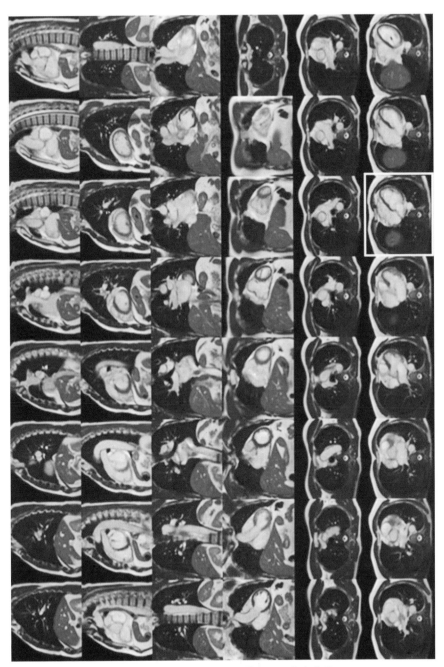

图 1.2　在矢状面、冠状面和横断面上的定位像。

一幅轴位图像(图 1.2,方框内图像,下排)。根据这张图片,我们可以规划出第一个沿着心脏的自然平面方向确定的层面。通常利用超快 SSFP(balanced TFE)在一幅包含心尖和二尖瓣中点的 8mm 层厚图像(图 1.3,左)上得到左心室垂直长轴位或两腔心视图(左心房和心室)(图 1.3,右)。这个序列可以利用并行采集技术(SENSE),该方法大大减少了呼吸暂停时间,并且可依据心率提供一个心动周期内 20~30 个时相。重建的电影序列可以用于左心室的前部和下部区域的动力学分析。

2.下一步,使用之前得到的两腔心层面作为参考,重复相同的序列,规划一个新的近似左心室赤道平面的正交层面,得到短轴位(图 1.4)。

3.上述步骤所描述的实际上只是一个中间步骤,因为它只提供了获得下一个层面所需的平面之一。与之前的两个层面相比,这个层面需要双角度定位(图 1.5):一方面在两腔心层面上,再次与心尖和二尖瓣的中点平行(图 1.5,左上);另一面:在短轴位上,以最大直径穿过左右心室(图 1.5,左下)。由此产生的层面被称为水平长轴位或四腔心层面(两心房和两心室)(图 1.5,右)。

4.这个步骤是可选的,如果不满意第一个层面而需要更精确的两腔心层面,可能会有用(图 1.6)。这样得到的两腔心层面与第一步所描述的类似,但在这种情况下,它是绝对处于中心层面。

5.基于之前的长轴位切面,使用相同的超快速 SSFP 序列,制订新的扫

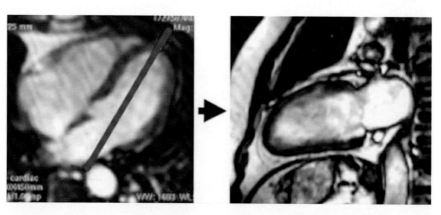

图 1.3　在横断定位像上规划两腔心垂直长轴位(左)和由此产生的图像(右)。

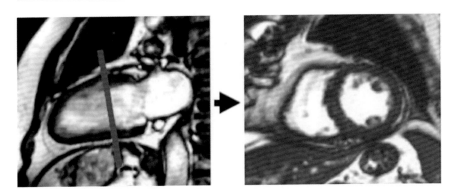

图 1.4　在两腔心层面上规划短轴位(左)和由此产生的图像(右)。

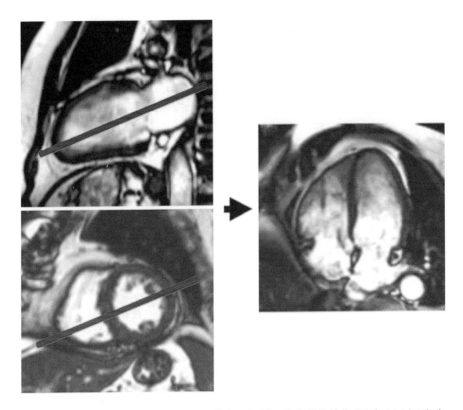

图 1.5　通过双角度在两腔心层面和短轴位上规划心脏水平长轴位(四腔心)(左)和由此产生的图像(右)。

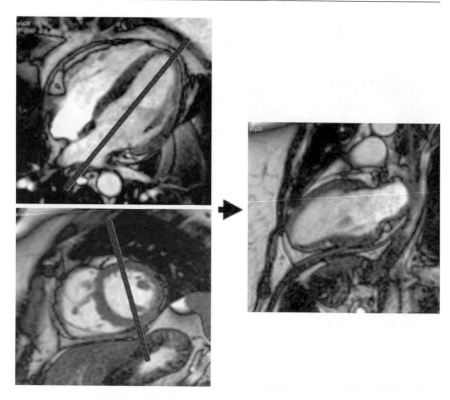

图 1.6　在四腔心层面和短轴位上通过双角度规划精确的两腔心层面(左)和由此产生的图像(右)。

描层。扫描范围包括从基底部延伸到心尖的整个心室,由一系列的心室短轴平行层面组成(图 1.7)。层厚为 8mm,层间距为 2mm,尽管切面数量取决于心室的大小,但通常为 10 个层面。层面应完全平行于二尖瓣和三尖瓣环,否则心房和心室腔可能一同进入成像平面造成混淆。

1.4.1.2 功能成像的实践应用

使用 SENSE 加速度方法可以快速获取短轴层面,从而可以一次合理的屏气时间内获得多个层面(2 个或 3 个)。

电影序列是由回顾性 ECG(或脉搏波)同步采集模式获得的。为了确保图像的充分同步,系统具有心律失常拒绝机制,该机制允许删除那些超出

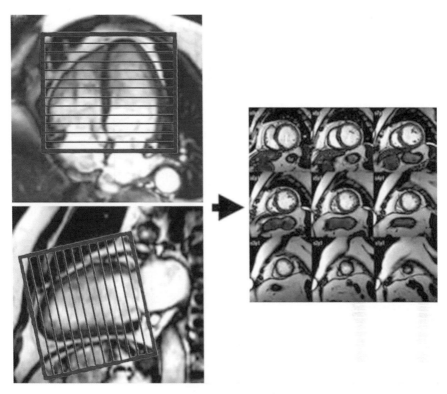

图 1.7 在四腔心和两腔心平面上规划多个心室短轴切面(左)和由此产生的图像(右)。

相对于基础心跳周期预定范围的心跳数据。这将导致总的采集时间和屏气次数的增加。在频发早搏或非常不规则的心房纤颤的情况下,采用前瞻性门控序列并关闭心率失常排斥模式可能更好,虽然这并不稳健,但采集时间合理。另一种选择是扩大心律失常排斥模式中心率变化的接受窗口。

1.4.1.3 图像分析:功能

利用多组短轴电影序列,我们得到包含心室体积和心肌质量信息以及它们在心动周期内不同时相的变化的数据集。利用适当的方法仔细分析,可能会提取到在心室功能和结构方面非常有价值的信息。

图像工作站可以对心脏短轴位电影序列图像进行分析。在工作站里,对每个心室的心内膜和心外膜边界分别进行手动或自动追踪(这往往需要后续的手动矫正)(图 1.8)。分析心动周期内所有时相的短轴位图像,可以得到关于两个心室的体积和质量的信息以及它们的派生参数,如射血量和射血分数等。

通常是以视觉判断分析区域收缩功能:可以将节段心肌运动视为正常、运动减低、无运动或运动障碍。分析过程包括利用工具来突出整个心动周期中特定节段的心肌厚度测量变化(图 1.9,上),用曲线图显示舒张末期和收缩末期的厚度(图 1.9,左下)。如果各节段轮廓在心动周期的所有时相均被追踪,整个周期的各节段厚度都将被显示出来(图 1.9,右下)。

1.4.1.4 功能成像分析的实践应用

为了优化分析的时间,仅对舒张末期(最大心室体积)(图 1.10,左)和收缩末期(最小心室体积)(图 1.10,右)轮廓进行追踪。

同样,因右心室质量不是常用的参数,右心室的心外膜轮廓经常被排除。因左心室的质量不随舒张期和收缩期的变化而变化,所以左心室收缩期的心外膜轮廓也被排除在外(图 1.10)。

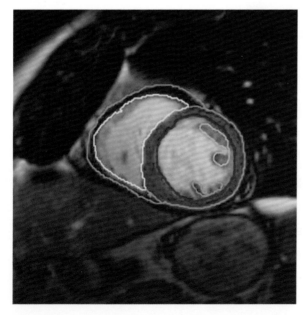

图 1.8 追踪心室心外膜、心内膜和乳头肌的轮廓以定量心室质量和体积。

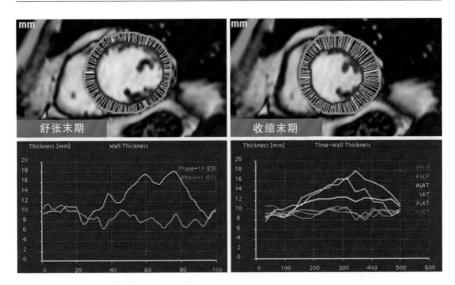

图 1.9 节段性心肌运动的计算机分析。操作者追踪心脏上、下边界之后，系统将在心动周期的每一帧上将左室心肌划分为 100 个等距离的弦(上图)，其可以分析每个弦在舒张末期和收缩末期室壁厚度的绝对值(左下图)，或者在整个心动周期中各个节段心肌厚度(右下图)。收缩末期室壁缺陷性增加被认为有节段性心肌运动异常。

原则上，乳头肌必须包括心肌质量，而不是心室体积的一部分(图 1.8 和图 1.10)。尽管如此，不包括它们，不会显著影响心室质量和体积的计算，并且为了更简单的分析，在追踪轮廓时，可以排除。

应该特别注意基底层面，由于心脏在收缩期纵向缩短，可能会出现在舒张末期图像中的一个层面，包括心室腔(图 1.11，左栏)，而相同层面的收缩期图像则对应心房，从逻辑上讲，这不应包括在心室体积中(图 1.11，右栏)。与房室平面完全平行是尽量避免基底层面，同时包括部分心房和心室的重要基础。

在短轴位上计算体积和功能的一个快速替代方法是，以类似于超声心动图将面积/长度公式简单应用于长轴位舒张期和收缩期图像上 (图 1.12)。只要没有收缩性区域变化，这种计算是可以接受的。

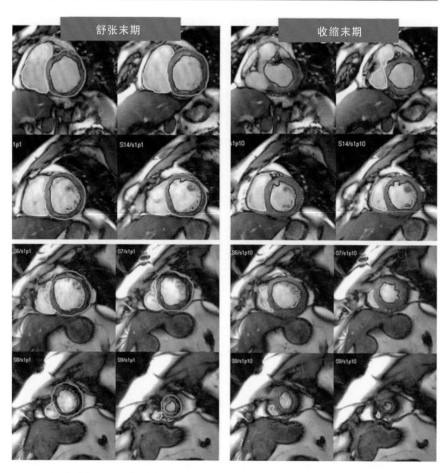

图 1.10　在全部心室短轴位舒张末期(左图)和收缩末期(右图)图像上追踪心室轮廓。

1.4.2　心脏形态学研究

　　Balanced TFE 序列的心脏功能研究方案在 CMR 研究中被系统地实际应用,其图像提供了形态学信息。然而,"黑血"序列更适合于此目的,因为其允许突出每个组织自身的磁化特性,如发射射频脉冲(T1 和 T2)之后的磁化恢复时间。在"黑血"序列中,基本上通过修改 2 个参数:重复时间(TE)和回波时间(TR)来获得 T1 或 T2 加权。通过这种方式,突出了不同组织的

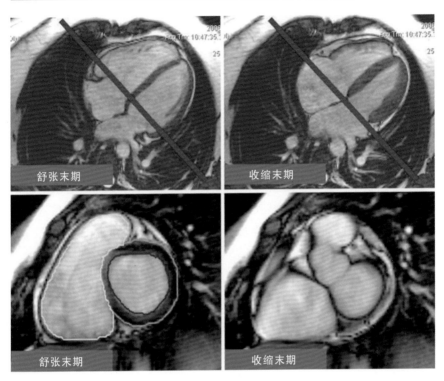

图 1.11 由于收缩期心室基底部向心尖移动而使体积测量存在潜在缺陷。这可能导致成像层面的实际内容物由舒张末期的心室(左图)转变为收缩末期的心房(右图)。

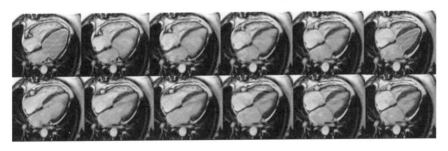

图 1.12 在四腔心室层面的电影序列中选择舒张末期和收缩末期图像,追踪左心室的面积和长度,以简化测量左心室的体积和功能。

自然特性,从而可以估计它们的性质和结构。

1.4.2.1 形态学图像采集

由于 T1 加权 turbo-SE 序列不仅可以提供心脏的信息,而且提供心旁和纵隔结构的信息,所以通常在纯轴位上从肺动脉到下腔静脉水平的区域获得一系列切面（图 1.13）。该序列只提供心动周期内单个时相的静态图像,因此采集层厚为 8mm,层间距为 2mm 的 10~12 幅图像是必要的。如果需要高空间分辨率,则必须以每个层面屏气一次来完成。

T2 加权"黑血"序列适用于心肌表征的研究。它们通常在心脏的解剖长轴位或短轴位上使用抑制脂肪组织的 STIR 序列获得，并以高信号增强心肌水肿的存在。心肌水肿是心肌一系列病理过程中的共同改变（图 1.14,箭头）。

1.4.2.2 形态学图像分析

对感兴趣区域(ROI)的信号强度进行分析可以检测和定量心肌水肿:心肌信号强于骨骼肌信号的比值> 2 被认为是心肌水肿的指标（图 1.15,右）。

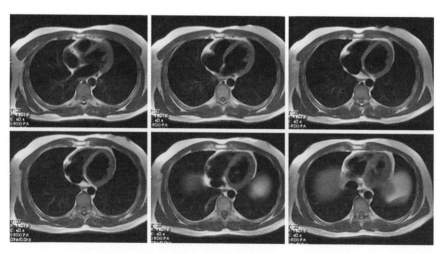

图 1.13　黑血超快速自旋回波序列的横断面系列图像。

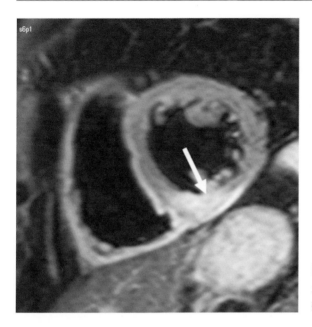

图 1.14　STIR 序列图像显示，心肌水肿导致信号强度增加的区域(箭头)。

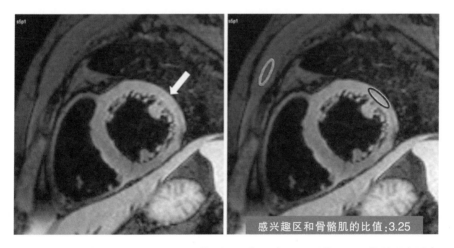

感兴趣区和骨骼肌的比值；3.25

图 1.15　通过感兴趣区和骨骼肌的比值(右图)来识别 STIR 图像上心肌信号强度异常增加(箭头,左图)。

1.4.3 对比剂延迟增强研究

这些序列有利于检测因分布动力学改变引起的对比剂异常存留的心肌区域。这种改变可能有多种原因，但主要原因是瘢痕心肌作为陈旧梗死的残留存在。对比剂延迟增强研究常使用反转恢复超快速场回波(IR-TFE)序列，其在每次激发时，发射磁化反转脉冲。信号采集是在特定的时间(反转时间，TI)之后进行，在磁化恢复过程中，正常心肌中的信号被消除，表现为低(黑)信号。在受损的心肌中，保留了对比剂(因动力学改变)，由此检测到高信号(亮)，缘于这些区域比周围心肌磁化恢复更快。

1.4.3.1 对比剂延迟增强图像的采集

1.在研究之前，必须先静脉注射顺磁性对比剂(钆剂)，剂量为 0.1~0.2mmol/kg。采集序列从注射对比剂 10 分钟后开始。

2.在最初的定位平面或者以前任何一个序列获得的图像上，应用 Look-Locker 序列，该序列反复采集心室短轴位图像并且使每幅图像的 TI 时间逐渐延长 (图 1.16)。检查所有图像并识别出其中健康心肌信号消除最佳(黑色)的一幅图像，与此图像相对应的 TI 时间是随后用于获取图像 IR 序

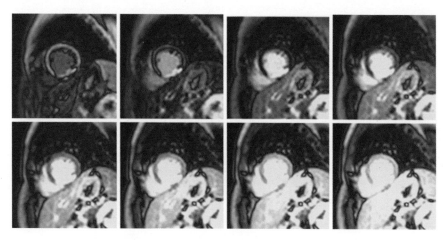

图 1.16 在对比剂延迟增强研究中选择合适的 TI 时间的系列图像。最佳值对应于来自左心室(健康)心肌的信号被大部分抑制的图像(上排第三帧)。

列的 TI 时间。

3.IR-TFE 序列由一系列平行的连续的静态层面组成，沿长轴水平位(四腔心)和垂直位(两腔心)平面定位，即短轴位上从心室基底部到心尖范围，层厚和层间距与电影系列中相同，TI 时间与 Look-Locker 序列中预先确定的相同。因相对周围黑信号的非增强心肌呈亮信号，所以存在对比剂延迟增强的心肌区域很容易被识别(图 1.17)。

1.4.3.2 对比剂延迟增强图像采集的实践应用

对比剂给药后等待 10 分钟是必要的，目的是使其从健康的心肌中洗脱。不过，这个时间间隔并不一定是意味浪费时间,因为只要对比剂循环不会严重影响来自 Balanced TFE 序列的图像质量，就可以在这段时间里进行功能研究。

IR-TFE 序列中每次屏气采集的层面数与心率相关。必须记住的是,如果患者没有保持适当的屏气时间,如屏气时间延长,潜在的速度增益并不能消除由此可能产生的图像伪影。例如,由每次屏气 10 秒获取的一幅图像的方法而得到的 2 幅图像，要优于患者在一次可能无法维持的 20 秒屏气时间内获得的与之相同层面的 2 幅图像。

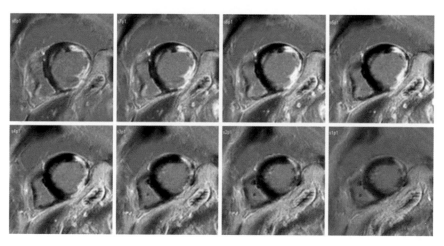

图 1.17　钆剂给药晚期 IR-TFE 序列获得的短轴位平面显示，因先前心肌梗死导致的左室外侧壁的对比剂延迟增强(亮信号)。

从 Look-Locker 序列获得的最佳 TI 时间是不可变的;相反,我们要考虑到哪些因素会导致对比剂延迟增强序列获取图像的时间增加。

1.4.3.3 对比剂延迟增强图像的分析

保留钆的高信号心肌区域(亮信号)可以通过肉眼识别,其对应于来自心肌坏死或纤维化的瘢痕组织。另一方面,对比剂被廓清的低信号的心肌节段(暗信号)被认为是健康的(无瘢痕的)心肌。

通过肉眼评估特定节段中瘢痕组织的透壁水平,可以对对比剂延迟增强的缺血起源(心肌坏死)进行半定量评估。分为 0(无)、1%~25%(严格心内膜下)、26%~50%、51%~75% 和 76%~100%(几乎透壁)。

同样,也可以利用程序定量评估对比剂延迟增强心肌信号强度。该程序能识别出比周围健康心肌信号强度均值的标准差高 5 倍的心肌坏死区(或纤维化区)(图 1.18)。

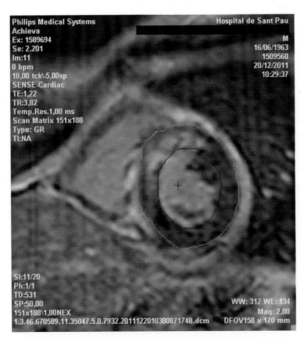

图 1.18　利用与相对周围健康心肌的信号强度值的偏差,计算机可以辅助检测异常的对比剂延迟增强。

1.4.4　心肌灌注研究

心肌灌注研究主要分析静脉注射对比剂(钆)后对比剂首次通过心肌的情况。为此,使用存在多种修改策略的 SR-TFE 或 EPI 序列,以获得 T1 加权信号和非常短的采集时间,这样可以在每个心动周期内重复采集一系列切面。这类研究所需要的信息是心肌血流的状态,尤其是在药物负荷后的可能变化。

1.4.4.1　灌注图像的采集

在心脏短轴位上左心室的基底,中室腔和心尖 2/3 处定位 3 个平行层面,间距相等,为 6~8mm。先快速注射 0.075~0.1mmol/kg 剂量的对比剂(3~4mL/s,团注),随后以相同速度注射 20~30mL 的生理盐水。

同样的过程必须进行两次:静息和连续输注应激剂腺苷后 4 分钟,剂量为 140μg/(kg·min)。作为冠状动脉的有效血管扩张剂,腺苷可以增加非阻塞血管区域所有心肌血流量,而存在严重冠状动脉狭窄的区域灌注受损,部分原因是因健康区域血流量增加而造成的盗血现象。两次采集之间必须有最少 10 分钟的间隔,目的在于在第二次采集之前允许循环和心肌本身清除一部分对比剂。

1.4.4.2　灌注图像采集的实践应用

因该序列的持续时间接近 1 分钟,所以患者的屏气时间应在对比剂到达左心室心肌(首过)的这一关键阶段。为此,我们实时监视右心室内对比剂的到达(图 1.19,上排),在对比剂到达的同时,指导患者吸气、呼气并保持屏气时间越久越好。这个过程大概需要屏气 15~20 秒,以确保观察到对比剂首过左心室心肌时,没有呼吸干扰。

每个层面的时间分辨率为 100~125ms,在高心率(> 95~100bpm)下,3 个层面不能在一个心动周期内采集。在这种情况下,3 个层面的整个采集需要在连续的 2 个心动周期中进行。这样带来的缺点是,对比剂首过采集比较慢。

首先要规范完成腺苷灌注序列,考虑到对比剂残留的原因,第二次采集的图像可能不太清楚。然而,在有既往心肌梗死的患者中,我们建议首先

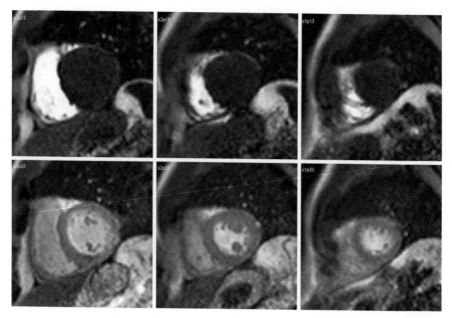

图 1.19 实时观察对比剂首次通过心腔的时间过程。当对比剂到达右心室时(上图),要求患者屏住呼吸,以便对比剂首次通过左心室心肌时,能获取较高质量的图像(下图)。

进行基础研究,目的是检测静息时,可能存在的固定灌注缺损。

1.4.4.3 灌注图像分析

通过比较分析静息和腺苷给药期间获得的序列来对心肌灌注进行定性研究。在对比剂首过期间,心肌任何区域相对于其余心肌的信号增加都被认为是由于灌注缺损而造成的(图 1.1e)。如果在腺苷给药期间出现这种缺损(图 1.20 中最上面的一排图像中的箭头),而静息状态下没有(图1.20,下排),则认为是可诱导的灌注缺损。

利用软件分析序列中心肌信号的强度并绘制心肌节段曲线,通过最大振幅或曲线的斜率对其灌注状态半定量(图 1.21)。但因其比较烦琐,实践中并不常用。

1.4.4.4 灌注图像分析的实践应用

一个相对常见的问题是存在所谓的"黑边"伪影,归因于与左心室内对

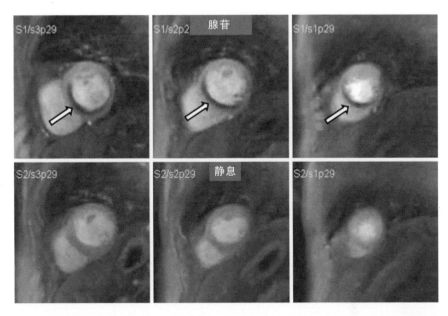

图 1.20　灌注研究显示,腺苷注射期间(上排)出现的可诱导缺陷(箭头),静息状态(下排)没有出现。

比剂浓度相关磁化率效应。这种伪影严格限制在心内膜下区域,几乎是完全线性的,尽管其出现的时间更短暂,但依然容易与真正的灌注缺陷产生混淆。只要没有心内膜下坏死,静息和负荷研究中观察到相同效应有利于其作为伪影的识别(图 1.22,箭头),反过来,则需要在对比剂延迟增强研究中进一步检查。

1.4.5　基于室壁运动分析的缺血诱导研究

该方法通过 balanced TFE 序列获得功能图像(cineMR),利用多巴酚丁胺作为负荷剂,并随剂量增加而不断重复采集,类似负荷超声心动图研究。静息状态不出现节段性室壁运动异常,而诱导心肌缺血可出现节段性室壁运动异常,其机制是存在明显冠状动脉狭窄区域不能满足由多巴酚丁胺引起的需氧量增加。

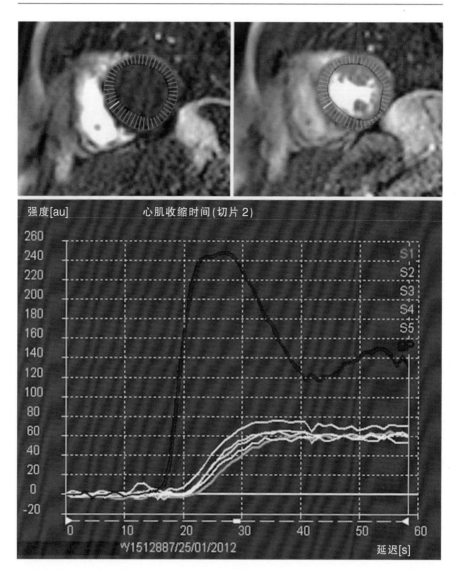

图 1.21 计算机辅助分析心肌首过灌注。绘制研究层面内不同部位心肌时间–信号强度曲线并以血池作为参照(下图)。

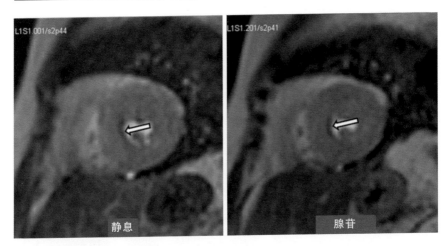

图 1.22　首次灌注研究显示的"黑边"伪影不要与真正的灌注缺陷混淆:在静息状态(左图)和负荷状态(右图)中都存在,则支持其为伪影。

1.4.5.1 利用室壁运动分析得到缺血诱导研究

　　在屏气下利用 balanced TFE 序列分别在两腔、四腔心层面以及包含左室流出道的三腔心层面的长轴位定位获取三组图像。作为补充,另一种方法是二次屏气下在心脏短轴位上获取心室基底、中线和心尖三个平行层面。电影成像分别采集于静息状态及每次使用不同剂量的多巴酚丁胺后:$5\mu g/(kg\cdot min)$、$10\mu g/(kg\cdot min)$、$20\mu g/(kg\cdot min)$、$30\mu g/(kg\cdot min)$ 和 $40\mu g/(kg\cdot min)$,每次持续 3 分钟。

1.4.5.2 利用室壁运动分析在缺血诱导研究方面的实践应用

　　有必要在方案实施的每一步中精确控制心率和血压的变化。这需要有与磁共振室内部磁场兼容的监测设备。

　　确保心率增加至少达到理论最大值(220 减去患者的年龄)的 85%是很重要的。如果用 $40\mu g/(kg\cdot min)$ 的多巴酚丁胺仍没有达到这个数值,可以直接注射 0.5mg 阿托品,并且可以 3 分钟的间隔重复给药,最大剂量为 1.5mg。

　　除了达到最大心率之外,如患者早期出现诱发的节段性室壁运动异常,或者观察到多巴酚丁胺输注的副作用,如室性心律失常或显著的高血压反应,则应尽早结束实验。

1.4.5.3 缺血诱导的室壁运动研究分析

通过肉眼对每个阶段的切面与静息状态下相应的切面进行比较。为了在最大值之前的阶段中检测出可能诱发的节段性异常,需要对每个刺激水平后获得的电影图像进行连续分析。仔细检查每个刺激水平的收缩末期图像,以检测出诱发的局部运动功能减退(图 1.23,下排箭头)。

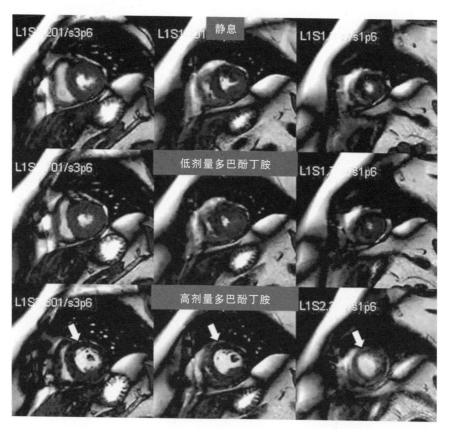

图 1.23 多巴酚丁胺负荷研究收缩末期短轴位图像显示,在最大刺激阶段左心室前壁运动障碍,表明诱导缺血。

1.4.6　血流的研究

通过相位对比序列对大血管内的血流进行研究,对血流方向和血流速度进行编码后成像。为了获得瞬时血流速度剖面,这个序列的定位要垂直于待分析的血管(图 1.24)。

1.4.6.1 获取血流图像

实际上,我们主要是对大血管内的血流研究感兴趣,如主动脉和肺动脉。对于升主动脉,在冠状定位像上标准的轴位与肺动脉主干的水平面平行(图 1.25)。对肺动脉血流的研究需要在血管的矢状位上(图 1.25,左),和轴位上(图 1.25,右)进行双角度定位。由此产生一个心动周期内多个时相的两组图像,一个称为幅度图,用于解剖定位,另一个称为相位图,血管内信号强度的变化与血流方向和速度相关。

1.4.6.2 血流研究的应用

除了血管的横向定位, 这项研究的另一个基本参数就是流速编码(VENC),流速编码(VENC)可以确定能检测的最大血流速度,并且根据实

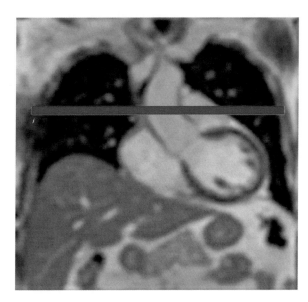

图 1.24　在冠状定位像上规划升主动脉上的相位对比研究。

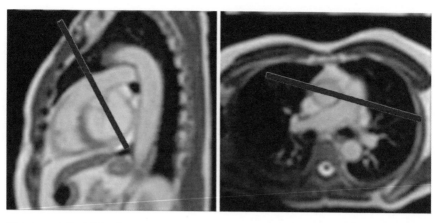

图 1.25 在肺动脉长轴的矢状位(左图)和轴位(右图)图像上,通过双角度对肺动脉相位对比研究来进行定位。

际血流速度进行调整。如果 VENC 值低于实际值,则在体素水平上产生信息折叠,产生"相位混淆",从而影响对实际血流速率的检测和血流速率曲线的重建。另一方面,VENC 值越高,在图像中引入噪声越多,从而降低了图像对血流速度变化的敏感性。在无瓣膜狭窄的情况下,肺动脉和主动脉的最佳 VENC 值分别为 150cm/s 和 200cm/s。如果血流速度信号过程中产生相位混淆现象,必须在逐步增加 VENC 值的过程中重复该序列。

速度图像序列可以通过膈肌导航在呼吸暂停期内获得,膈肌导航可以监测膈肌的运动,并将采集时间限制在获得呼吸周期某一特定时期。原则上,在没有心律失常的情况下,这种方式形成的图像更加准确。

1.4.6.3 血流图分析

在工作站上使用适当的程序对血流图进行分析。在幅度图中追踪和显示血管是有必要的,分析程序会自动检测到血管的内部轮廓,然后通过幅度图和相位图显示。利用相位图像中的信息,绘制出整个心动周期的瞬时流速曲线,通过这条曲线我们可以量化顺行血流量或逆行血流量。这个方法可以用于层面内并垂直于层面的任何血管(图 1.26)。

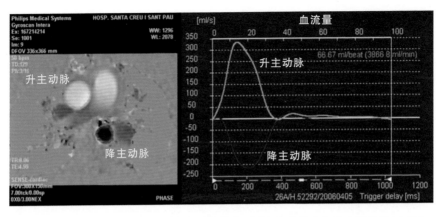

图 1.26　在相位对比图上标记升降主动脉轮廓(左图)和由此产生的血流曲线(右图)。

1.4.7　磁共振对比增强血管成像

在屏气状态下,这个序列(磁共振血管成像)可以获得对比剂团注通过某一特定血管的多个平行层面。在减去非对比增强结构以后,可以将图像重建为充满高信号对比剂的三维血管。

1.4.7.1 获得磁共振血管成像图

例如,胸主动脉成像中,在显示升主动脉和降主动脉轴位定位像上规划一组斜矢状位扫描层面(图 1.27),并通过显示胸主动脉的矢状位定位片上调整层面范围,特别注意的是,要包括胸主动脉及其在上腹部的延伸(图 1.27,右)。

首先,确定扫描范围后,启动不注射对比剂的"蒙片"序列。这将从对比增强序列中减去非对比增强结构,以抑制非对比增强结构,从而突出血管。接下来,在注入剂量为 0.1mmol/kg 的钆化合物对比剂的同时,启动 2D 团注追踪超快速轴位扫描序列。当在 2D 团注追踪的序列中显示充满对比剂的肺动脉树时(图 1.28,方框),我们指导患者开始屏气,启动血管 MR 成像序列。

1.4.7.2 磁共振血管成像序列的应用

一般来说,一个磁共振血管成像序列需要 20~30 秒的屏气时间。因为

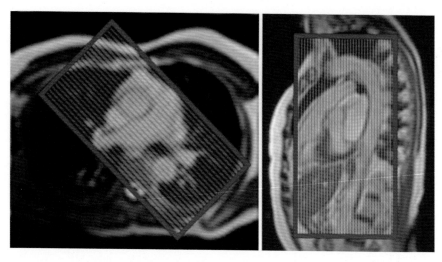

图 1.27　在轴位(左)和矢状位(右)上定位胸主动脉对比增强血管 MR 成像扫描范围。

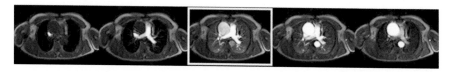

图 1.28　在实时监测窗显示磁共振对比增强血管成像的过程中团注追踪技术的时间序列。启动采集序列后,在对比剂到达肺动脉时(中心图像)指导患者屏住呼吸,以便对比剂充满主动脉时得到一组平稳的图像。

呼吸运动的干扰会降低图像的清晰度,所以指示患者尽可能长地屏住自己的呼吸很重要,同时也要尽量缩短采集时间。采集时间的缩短可以通过减少层面的数量或缩小采集矩阵来实现,但这两者都会降低空间分辨率。层面数量的减少可以通过增加层厚加以弥补,另一方面,我们还可以使用特殊的 K 空间采集技术(如 CENTRA),在采集的过程中降低序列对运动伪影的敏感性。

1.4.7.3 磁共振血管成像图像分析

磁共振血管成像可以在任意方向层面上利用三维数据重建分析 (图 1.1h),常用的后处理方式为最大密度投影(MIP)(图 1.29,左)或三维渲染

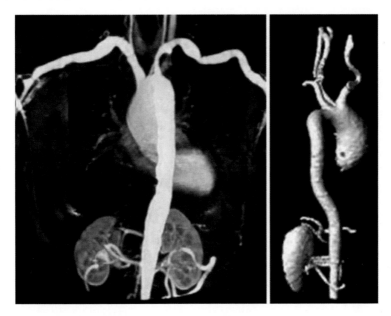

图 1.29 磁共振对比增强血管成像中最大强度投影 MIP(左图)和 3D 渲染(右图)的动脉成像。

(图 1.29,右)。

1.4.8 冠状动脉磁共振血管成像的研究

全心冠状动脉 MRA 序列可以同时获得多个平行的层面(100~200),降低每一个层面的层厚(1mm),从而具有足够的分辨率对冠状动脉进行三维重建分析。

1.4.8.1 获取冠状动脉磁共振血管成像图

四腔心层面定位通过具有高时间分辨率的标准 Balanced TFE 电影序列(最高达到一个心动周期 40 个相位),确定心脏保持稳定的最长时间间隔,这个间隔通常出现在心脏舒张期,一般持续 100ms 左右。

全心序列从主肺动脉水平开始沿横轴位扫描,将开始采集的延迟时间和持续时间调整到前一电影序列中估算的时间区间。这个序列是通过膈肌导航实现呼吸同步的自由呼吸下非增强状态下获取的(图 1.30),它的持续

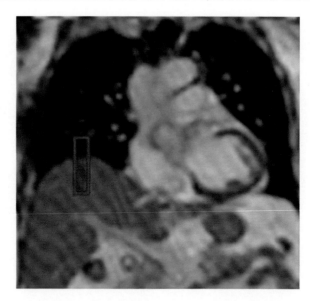

图 1.30 在全心冠状动脉的研究中,膈肌导航在冠状位图上的位置。

时间取决于横膈膜导航的效率,通常为 5~10 分钟。这就是为什么确保患者保持有规律的呼吸运动是很重要的。

1.4.8.2 分析冠状动脉磁共振血管成像图

采集容积数据在工作站进行处理后,可以在横断位(图 1.31a)、三维(图 1.31b)或者二维多平面重组(图 1.31c)图像上对冠状动脉进行分析。

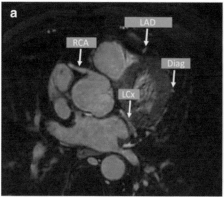
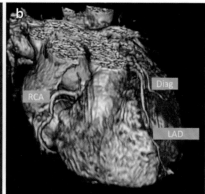
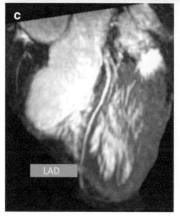

图 1.31　冠状动脉全心序列。(a)轴位像。(b)三维重建。(c)多平面重建。Diag,对角支动脉;LAD,前降支;LCx,冠状动脉左旋支;RCA,右冠状动脉。

（谢斌　吕清清　译　牛家成　校）

参考文献

1. Bitar R, Leung G, Perng R, Tadros S, Moody AR, Sarrazin J et al (2006) MR pulse sequences: what every radiologist wants to know but is afraid to ask. Radiographics 26:513–537

2. Cerqueira MD, Weissman NJ, Dilsizian V, Jacobs AK, Kaul S, Laskey WK et al (2002) Standardized myocardial segmentation and nomenclature for tomographic imaging of the heart: a statement for healthcare professionals from the Cardiac Imaging Committee of the Council on Clinical Cardiology of the American Heart Association. Circulation 105:539–542

3. Chiribiri A, Ishida M, Nagel E, Botnar RM (2011) Coronary imaging with cardiovascular magnetic resonance: current state of the art. Prog Cardiovasc Dis 54:240–252

4. Eitel I, Friedrich MG (2011) T2-weighted cardiovascular magnetic resonance in acute cardiac disease. J Cardiovasc Magn Reson 13:13

5. Friedrich MG, Bucciarelli-Ducci C, White JA, Plein S, Moon JC, Almeida AG et al (2014) Simplifying cardiovascular magnetic resonance pulse sequence terminology. J Cardiovasc Magn Reson 16:3960

6. Gerber B, Raman S, Nayak K, Epstein FH, Ferreira P, Axel L et al (2008) Myocardial first-pass perfusion cardiovascular magnetic resonance: history, theory, and current state of the art. J Cardiovasc Magn Reson 10:32

7. Hartung MP, Grist TM, François CJ (2011) Magnetic resonance angiography: current status and future directions. J Cardiovasc Magn Reson 13:19

8. Hundley WG, Bluemke D, Bogaert JG, Friedrich MG, Higgins CB, Lawson MA et al (2009) Society for Cardiovascular Magnetic Resonance guidelines for reporting cardiovascular magnetic resonance examinations. J Cardiovasc Magn Reson 11:5

9. Ibrahim EH (2011) Myocardial tagging by cardiovascular magnetic resonance: evolution of techniques-pulse sequences, analysis algorithms, and applications. J Cardiovasc Magn Reson 13:36

10. Kramer CM, Barkhausen J, Flamm SD, Kim RJ, Nagel E (2013) Standardized cardiovascular magnetic resonance (CMR) protocols 2013 update. J Cardiovasc Magn Reson 15:91

11. Kawel-Boehm N, Maceira A, Valsangiacomo-Buechel ER, Vogel-Claussen J, Turkbey EB, Williams R et al (2015) Normal values for cardiovascular magnetic resonance in adults and children. J Cardiovasc Magn Reson 17:29

12. Oshinski JN, Delfino JG, Sharma P, Gharib AM, Pettigrew RI (2010) Cardiovascular magnetic resonance at 3.0T: current state of the art. J Cardiovasc Magn Reson 120:55

13. Rodgers CT, Robson MD (2011) Cardiovascular magnetic resonance: physics and terminology. Prog Cardiovasc Dis 54:181–190

14. Schulz-Menger J, Bluemke DA, Bremerich J, Flamm SD, Fogel MA, Friedrich MG et al (2013) Standardized image interpretation and post processing in cardiovascular magnetic resonance: Society for Cardiovascular Magnetic Resonance (SCMR) board of trustees task force on standardized post processing. J Cardiovasc Magn Reson 15:35

第 **2** 章
缺血性心脏病 CMR 研究方案

Sandra Pujadas，Guillem Pons-Lladó

2.1 概述

　　心血管磁共振(CMR)技术有着丰富的资源，可以为缺血性心脏病患者提供最具潜力的信息。因此，它可以为心室容量和功能(整体的和节段性的)以及检测心肌坏死方面的研究提供参考标准；此外，它还可以描述梗死心肌组织的特征，在不同的压力诱导缺血技术中也有很强的竞争力。然而，目前 CMR 在无创性冠状动脉成像技术方面仍不具竞争力，计算机断层摄影成为首选。但总的来说，抛开冠状动脉的解剖研究，CMR 是可以为缺血性心脏病的研究提供最全面信息的诊断方式。应根据临床情况，采用不同的应用策略，考虑到这一点，下面我们将讨论一系列不同的诊断方案。

2.2 急性心肌梗死(AMI)

　　急性心肌梗死患者的研究方案概述如下：

S. Pujadas, MD • G. Pons-Lladó, MD, PhD (✉)
Cardiac Imaging Unit, Cardiology Department, Hospital de la Santa Creu i Sant Pau,
Universitat Autònoma de Barcelona, Barcelona, Spain
e-mail: gpons@santpau.cat

序列	Balanced TFE	STIR	T2*	灌注	早期 IR TFE	延迟 IR TFE
信息	心室功能	心肌水肿	心肌出血	微血管阻塞	微血管阻塞	坏死和生存能力

2.2.1 平衡 FFE 电影:心室功能研究

遵循第 1 章所述的方案(图 1.3 至图 1.7),在矢状位横断位上规划覆盖整个心脏的多组短轴电影序列。据此,计算心室容积和射血分数,并对节段壁运动仔细分析(图 1.8 至图 1.11)。

2.2.2 STIR 序列:心肌水肿检测

心肌水肿的存在是心肌缺血早期且非常敏感的信号,无论这个过程是否导致了心肌坏死。考虑到它的短暂性,探测或排除它的存在有助于建立心肌缺血事件的时间顺序。对于这一点,使用沿心脏长轴和横轴方向排列的 T2 加权 TSE 或 STIR 序列(图 1.14),当所涉及区域的信号强度增加时,可以检测到心肌水肿的存在。根据短轴位图像,可以追踪心肌水肿的区域(图 2.1,左)。在接受直接血管成形术治疗的急性心肌梗死患者中,心肌水肿的范围通常与最终坏死范围是不同的,这表明了最初心肌水肿的区域有坏死的风险。通过比较 STIR 序列与延迟增强的 IR TFE 序列(图 2.1,右),CMR 可以确定这一差异,构成所谓的"挽救心肌"。非常值得注意的一点是,这项研究应该在第一周进行,因为心肌水肿将在随后逐渐吸收。

2.2.3 T2* 序列:心肌出血

当急性梗死再灌注后出现"无复流"现象造成微血管阻塞(MVO)和严重的内皮损伤时,可能会发生红细胞外渗。血红蛋白降解物的顺磁效应在 T2* 加权的"黑血"序列中表现得尤为明显,因"黑血"序列对磁场不均匀性特别敏感,如心肌铁沉积或近期出血引起的磁场不均匀。序列被规划成一组连续的短轴层面,在这些层面上,通过左心室心肌内的信号缺失而检测

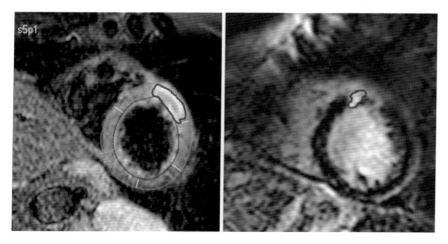

图 2.1 1 例接受了直接血管成形术治疗的急性心肌梗死患者的 STIR 序列图像（左），显示心肌水肿导致的信号增强区域，而与之对应的 IR TFE 序列图像(右)延迟增强区域却相对较小。它们之间的差异表明，心肌组织最初处于危险状态之中，但实际上并没有梗死(或可被挽救)。

出出血(图 2.2,箭头)。

2.2.4 静息心肌灌注的研究：MVO 的检测

急性心肌梗死的首过灌注可以检测坏死区域内由 MVO 引起的灌注缺

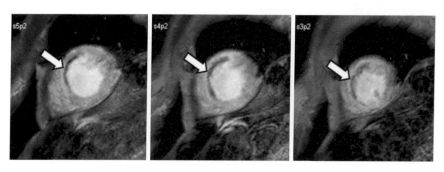

图 2.2 1 例急性心肌梗死再灌注患者黑血 T2* 序列的短轴位层面显示,心肌内出血所致的低信号区(箭头)。

损(图 2.3,箭头)。灌注研究通常采用对比剂剂量(0.075~0.1mmol/kg)和层面规划,如第 1 章(图 1.19)所述。在灌注研究之后,我们继续注入其余的对比剂(0.075~0.1mmol/kg),以使后续的序列受益于全部剂量的对比剂。

2.2.5　早期 IR TFE 序列:微血管阻塞的检测

虽然所描述的首次灌注缺损是 MVO 的敏感信号,但更具体的缺陷是对比剂到达缺损的持续存在。为此,在对比剂注射 2 分钟后,我们获得了具有显著特征的 IR TFE 序列。在这种情况下,采用较长的反转时间 (400~600ms),使来自健康心肌的信号不受抑制,由于对比剂的存在表现为较高的信号。而微血管阻塞的区域即对比剂不能达到的区域,将显示为低信号(图 2.4,箭头)。

2.2.6　延迟 IR TFE 序列:坏死与心肌存活的研究

按照第 1 章中描述的步骤应用延迟对比增强序列,并根据 Look-Locker 序列(图 1.16)调整相应反转时间,显示心肌坏死区域(图 1.17),并确定其透壁程度。在实践中,它被报告为小于 25%(图 2.5,左上角),25%~

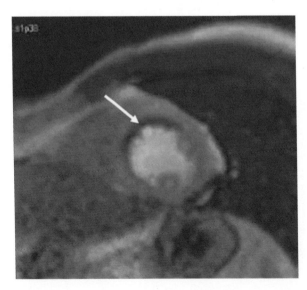

图 2.3　1 例急性心肌梗死患者首过灌注序列显示,微血管阻塞坏死区域的信号缺失(箭头)。

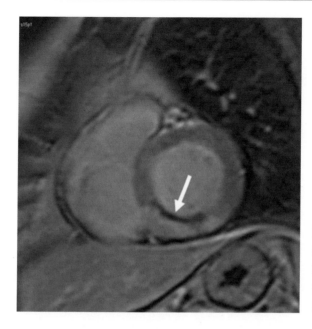

图2.4　1 例急性心肌梗死患者应用对比剂后的早期 IR TFE 序列（1~2 分钟），低信号区提示微血管阻塞。

50%（图 2.5，右上角），50%~75%（图 2.5，左下角），或 75%~100%或次全透壁（图 2.5，右下角）。坏死透壁程度越低则残余存活心肌的意义越大。瘢痕组织的延展小于壁厚的 50%被认为是，血管成功再通后的心肌活力和功能恢复的分界点。

在急性心肌梗死病例中，这一序列中心肌坏死区域内的低信号区域再一次显示了 MVO 的存在（图 2.6，箭头）。

值得注意的是，一旦急性心肌梗死演变为亚急性或慢性，水肿的 CMR 信号和 MVO 征象（图 2.7，左图的黑色箭头）消失，瘢痕组织的面积就会减少，受累的透壁坏死心肌节段变薄（图 2.7，右图的白色箭头）。

2.3　药物负荷下的 CMR 研究

利用药物负荷诱导性缺血所致的心肌灌注缺损检测是一种 CMR 模式，可用于探讨可疑的冠状动脉疾病，或用于已确诊患者的功能评估。

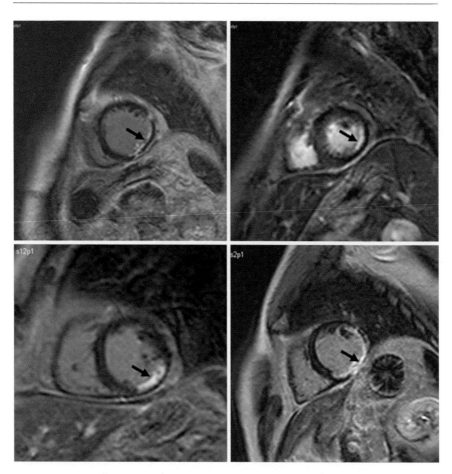

图 2.5 4 例心肌梗死患者对比剂给药后 10 分钟采集的 IR TFE 序列图像，显示不同程度的透壁范围，从仅限于心内膜下(左上图)到完全的透壁(右下图)。

2.3.1 负荷 CMR：概述

CMR 的药物负荷研究的目的是揭示存在功能意义的冠状动脉狭窄，可以使用引起充血的血管舒张剂(如腺苷或双嘧达莫)和首次灌注序列，或者使用一种正性肌力剂(如多巴酚丁胺)，通过电影序列评价其作用，分析其收缩功能。第一种方式试图揭示受损心肌区相对于健康区域的灌注缺

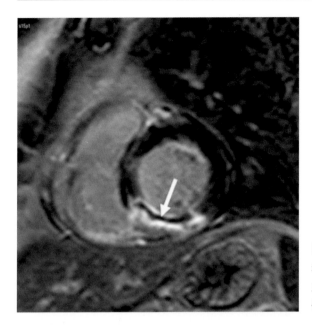

图 2.6　1 例近期梗死患者的 IR-TFE 序列显示,微血管阻塞导致梗死区域低信号下壁延迟强化。

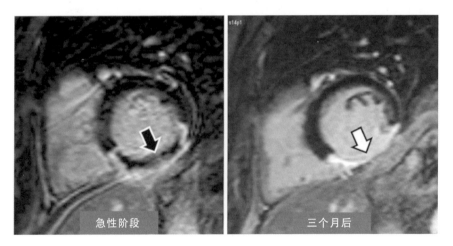

图 2.7　同一例患者在梗死后早期(左)和晚期(右)的延迟强化研究图像显示了从微血管梗阻坏死到薄壁的透壁致密瘢痕的演化过程。

损。第二种方式的目的是演示心肌缺血导致的节段性运动障碍的原因是由于供应不足而不能满足高能量需求。

这两种方法都证明了它们的诊断价值，但我们的研究小组认为，腺苷灌注研究是首选方法，因为其比多巴酚丁胺更快、更容易、更安全。尽管如此，多巴酚丁胺的功能研究对于腺苷的禁忌证，甚至对于不因冠状动脉粥样硬化而引起的疾病，都是一种选择。例如，冠状动脉起源异常或心肌桥，强烈的肌力刺激比血管扩张更有利于揭示异常的功能意义。

2.3.1.1 所需设备

- 监测设备（血压、心律与频率、理想的脉搏血氧测定）与房间的磁场兼容。
- 心脏骤停。

2.3.1.2 药物

- 腺苷[140μg/(kg·min)持续 6 分钟]。
- 多巴酚丁胺[剂量从 5μg/(kg·min)增加到最高 40μg/(kg·min)]。

2.3.1.3 禁忌证

- 腺苷：
  已知或怀疑支气管痉挛性肺部疾病。
  Ⅱ度或Ⅲ度房室传导阻滞。
  窦性心动过缓(<45bpm)。
  系统性低血压[<90mmHg(1mmHg=0.133kPa)]。
- 多巴酚丁胺：
  重度高血压(≥220/120mmHg)。
  不稳定心绞痛。
  严重主动脉瓣狭窄(面积<1cm²，平均梯度≥50mmHg)。
  复杂的心律失常。
  梗阻性肥厚型心肌病。
  活动性心肌炎、心包炎或心内膜炎。

2.3.1.4 患者的准备:停用先前的药物

• 腺苷:测试前 24 小时必须避免咖啡因、茶碱及其衍生物(咖啡、茶、含咖啡因的药物等)。

• 多巴酚丁胺:测试前 48 小时和 24 小时应分别停用 β-阻滞剂和硝酸盐剂。

2.3.1.5 可能产生的副作用

• 腺苷:会引起面部潮红、胸痛和心悸。最严重的不良反应包括暂时性房室传导阻滞、低血压、窦性心动过速和急性支气管痉挛。

• 多巴酚丁胺:会引起胸痛、心悸和高血压反应。虽然例外,但也有过急性心肌梗死、心室颤动及持续性室性心动过速的报道。

2.3.2　腺苷灌注的 CMR 研究方案

当通过腺苷灌注法对诱导性缺血的评估与功能和延迟增强的研究一起被纳入完整的方案时,CMR 对缺血性心脏病研究提供全面信息的潜力得到了充分的开发。这样做是因为,当从完整的方案而不是其任何部分获得信息时,该技术显示出更高的诊断效率。在以下框架中,详细介绍了该方案的组成部分。

序列	Balanced TFE	Balanced TFE	灌注	Balanced TFE
信息	二、四腔心电影序列:功能	短轴电影(3 层):腺苷注射前功能	腺苷负荷首过灌注	短轴电影(3 层):腺苷负荷功能研究
→	Balanced TFE	灌注	等待时间(5 分钟)	延迟 IR TFE
	多短轴电影序列:功能	静息首过灌注		坏死和存活

2.3.2.1 长轴和腺苷注射前短轴电影序列

正如第 1 章所提到的，每一个 CMR 研究都是从长轴电影序列的获取开始的(图 1.3 至图 1.6)，在本研究的其余部分中，它们也是平面正确定位的定位图(见图 1.7)。在腺苷灌注研究中，我们将获得一系列定位于短轴位上左室基底部、左室中间和左室心尖水平 3 个等距的电影层面，与随后用于灌注序列的位置一致。这些电影序列构成了节段性壁运动的研究基线，将与腺苷注射结束时获得的相同数据进行比较。

2.3.2.2 腺苷灌注研究

如第 1 章所示，灌注序列规划 3 个心室短轴层面(见图 1.19)。建议在不进行对比剂注入的情况下执行约 10 秒的第一次采集序列，以识别随后可能会干扰图像分析的伪影。确定序列的适用性后，患者在磁体外部，开始按规定剂量[140μg/(kg·min)]注入腺苷，并在给药前和输注过程中定期检查其心率和血压。检查的目的不仅是为了确保腺苷不会产生不良影响，也是为了确认腺苷具有适当的血管舒张作用。如果观察到收缩压下降大于 10mmHg，和(或)心率增加大于 10bpm，就可以推断出这一点。除此之外，患者还可能表现出外周血管扩张的症状，如呼吸短促、胸部不适、面部潮红或头痛，这也表明药物有适当的效果。一些患者在这一剂量的腺苷作用下血管舒张反应可能出现明显迟钝，尤其是年龄最大的患者。如果输注 3 分钟后未出现这些体征和症状，则将腺苷的剂量增加到 170μg/(kg·min)，持续 2 分钟。如果仍然没有血管扩张的迹象，最后增加到 210μg/(kg·min)，持续 2 分钟。大多数患者会对这种高剂量输注有反应。当取得了预期的效果，在继续输注的同时，将患者再次置于磁体内并开始进行灌注研究。

在使用输液泵以 3mL/s 的速度注入 0.075~0.1mmol/kg 的钆化合物的同时，启动灌注序列，随后注入相应剂量的盐水。当我们在实时观察器中观察到对比剂已经进入右心腔时，我们指示患者吸气、呼气，并尽可能长时间地屏住呼吸，然后轻轻呼吸，直到序列结束，这通常需要 1 分钟才能完成。这样至少可以确保在获取对比剂到达(首过)心室肌的图像期间不会有呼吸干扰。

以下框架概述了这一获取过程。

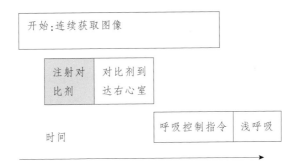

2.3.2.3 腺苷短轴电影序列

在灌注序列完成后不中断给药的情况下,重复腺苷注射之前应即获取 3 幅短轴电影层面的相同序列。将这些电影层面与基线时获得的电影层面进行比较,以检测诱导出现的节段性室壁运动异常。这是对灌注研究信息的补充,如果存在节段性室壁运动异常,则表明受影响区域有特别严重的心肌缺血(图 2.8,右图中的箭头)。

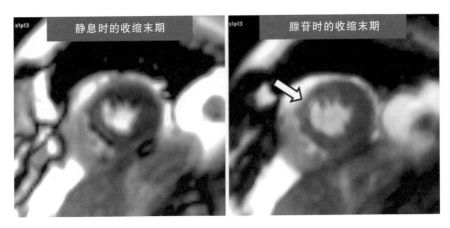

图 2.8　由静息(左)和腺苷负荷(右)时电影研究获得的收缩末期图像显示,负荷诱导的前壁运动异常(箭头)。

2.3.2.4 多短轴电影序列

对心室容积和功能的完整研究按第 1 章描述进行（见图 1.7）。这个序列的优势在于利用了第二次灌注开始前为了消除第一次灌注后血液循环中对比剂的等待时间，但前提是血液循环中对比剂的存在基本上不影响 SSFP 序列的质量。如前所述（图 1.8 至图 1.10），使用这个多短轴电影序列可以计算容积和左、右心室的射血分数，还可以分析节段性运动。

2.3.2.5 静息灌注研究

在"静息"状态下重复首过灌注研究，理想情况下是在腺苷负荷采集后的 15 分钟。通过复制负荷灌注研究序列（保持序列的参数和层面位置不变）对序列进行编程，以便以后对其进行比较。在图像分析中，只出现在负荷研究而不出现在静息研究中的灌注缺损，被认为是由腺苷诱导的（图 2.9，箭头），而没有坏死区域在基础状态和负荷状态下同时出现的明显固定缺损，被认为是由伪影造成的，如第 1 章所述（图 1.22）。

在已知陈旧性心肌梗死的情况下，我们的研究小组偏好调整灌注研究

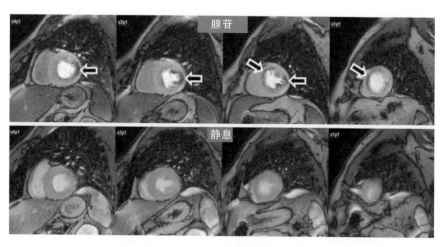

图 2.9　灌注研究显示，在基底部、心室中部外侧壁以及心室中部、心尖部前间隔由腺苷诱导出现的广泛的透壁缺损（箭头，上一行图像），而静息时没有出现（下一行）。研究表明，在冠状动脉左前降支和旋支有明显的梗阻性病变。

的顺序,先进行静息研究。因为,对于陈旧性梗死尤其重要的是识别可能由腺苷引起的缺损面积的增加。在首过灌注中,这是不可预测的,尤其是在慢性梗死的情况下。因此,我们需要基线研究作为参考。第二次进行负荷灌注研究可能会导致坏死区域出现残存的对比剂,这样可能会错误地使这些梗死区域的灌注正常化。通过两项研究的对比可以辨别新出现的灌注缺损(图 2.10,左、中图中的箭头)。无论如何,检查延迟增强图像中坏死区域的实际范围也会有所帮助(图 2.10,右)。

2.3.2.6 延迟对比增强的研究

由于灌注研究中使用的对比剂的总剂量为 0.15~0.2mmol/kg,即使临床上不怀疑陈旧梗死,我们现在也可以通过延迟对比增强研究来完成该方案。为此,至少在最后一次注射对比剂间隔 5 分钟后,启动在第 1 章中列出的 IR TFE 序列。

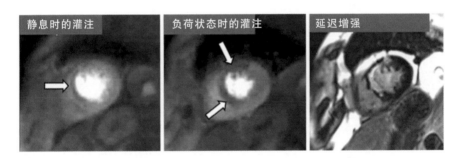

图 2.10　前间壁梗死患者的静息、负荷灌注及延迟增强研究。静息时,存在固定的灌注缺损(左图,箭头),其在负荷状态时范围增大(中图的箭头),对应于梗死区域周围诱导缺血,这也可以通过负荷图像与延迟增强序列的对比得到支持。在延迟增强序列中,负荷状态时,灌注缺损的面积超过瘢痕组织的面积。

2.3.3　多巴酚丁胺诱导缺血的 CMR 研究方案

以多巴酚丁胺为负荷药物的研究遵循以下原则:

序列信息	Balanced TFE 二、四腔电影:功能	Balanced TFE 多短轴电影:功能	灌注 静息时首次通过	Balanced TFE 多巴酚丁胺剂量增加
→	灌注 多巴酚丁胺 首次通过	等待时间(10min)	延迟 IR TFE 坏死与存活能力	

2.3.3.1 多长轴及短轴电影

首先,在开始药物负荷之前,按照第 1 章所述的方案对心室容积和功能进行全面研究。

2.3.3.2 静息灌注研究

如前所述(见图 1.19),静息状态下心肌灌注研究钆剂的剂量为 0.75~0.1mmol/kg。

2.3.3.3 多巴酚丁胺的功能研究

三层电影序列沿短轴和长轴进行规划(图 1.23),它们是在两个不同的屏气状态中采集的(每次屏气对应一组三层电影序列)。这些采集将在多巴酚丁胺刺激的每个阶段结束时重复进行,剂量从 $5\mu g/(kg \cdot min)$ 开始,每隔 3 分钟增加一次,达到 $10\mu g/(kg \cdot min)$、$20\mu g/(kg \cdot min)$、$30\mu g/(kg \cdot min)$,最后达到 $40\mu g/(kg \cdot min)$。在此磁体内给患者输液,需要严格监控血压和心率,并注意可能出现的症状。如果剂量为 $40\mu g/(kg \cdot min)$ 时未达到最大理论心率(220 减去患者年龄)的 85%,则应给予注射 0.5mg 阿托品,如果仍未达到期望心率,则在 2 分钟后重复使用,最大剂量为 1.5mg。

对刺激过程中功能研究的分析旨在检测随着多巴酚丁胺剂量的增加引起的节段性室壁运动异常。为此,检查每个阶段的收缩末期非常有用,在收缩末期可以评估诱发的运动功能减退(图 2.11,箭头)。

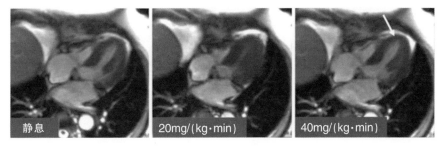

图 2.11　来自多巴酚丁胺负荷研究的一组收缩末期四腔图像显示，最大刺激阶段（右图，箭头）的室间隔和心尖壁运动障碍表明诱导性缺血。

2.3.3.4 多巴酚丁胺灌注研究

虽然多巴酚丁胺刺激引起的缺血诱导研究不是绝对必要的，但如果患者在此过程表现出足够的耐受性，并且考虑到该研究必须用延迟的对比增强序列来完成，那么，在最大剂量多巴酚丁胺刺激期间，再给予 0.75~0.1mmol/kg 的钆，这样获取灌注序列是可以的。从灌注序列中获得的信息将为多巴酚丁胺刺激过程中的功能研究提供补充，从而在最大刺激时发现灌注缺陷（图 2.12，右下图箭头），以及诱发的壁运动异常（图 2.12，右上图中的箭头）。

2.3.3.5 延迟对比增强的研究

遵循前面描述的方案，将其作为最后一步执行。

2.4　功能和存活能力研究

许多缺血性心肌病患者，尤其是患有多血管疾病的患者，出现了一次或多次的坏死事件以及随后的左心室功能障碍，或多或少地涉及了广泛的心肌区域。

这些病例的临床问题是血运重建后潜在功能恢复的可能性，这取决于受损区域所谓的"心肌存活能力"。在这个意义上，对整体和局部的功能研究以及延迟对比增强研究，特别是坏死的透壁程度分析都是有一定作用

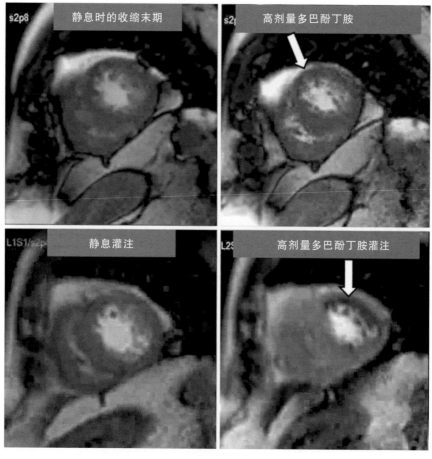

图 2.12 收缩末期短轴图像(上排)显示高剂量多巴酚丁胺(箭头)诱发壁运动异常,与首过灌注序列中同一区域的负荷诱导缺损相对应(箭头,下排)。

的。因此,本研究根据以下框架的步骤进行调整。

序列	Balanced TFE	Balanced TFE	延迟 IR TFE	Balanced TFE
信息	二、四腔电影:功能	多短轴电影:功能	坏死和存活能力	低剂量的多巴酚丁胺

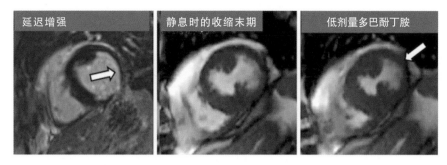

图 2.13　非透壁性(50%)侧壁心肌梗死延迟对比增强研究(左图箭头),收缩末期相同水平静息状态时(中图)和低剂量多巴酚丁胺刺激时,显示壁运动增强和壁增厚(右图箭头),这表明相应节段存在收缩储备。

根据已经提到的方案执行功能和延迟对比增强序列。在低剂量 $[5\mu g/(kg\cdot min)$、$10\mu g/(kg\cdot min)$ 和 $20\mu g/(kg\cdot min)]$ 多巴酚丁胺刺激下,延迟对比增强区域显示的透壁程度约 50% 时(图 2.13,左图箭头),可以考虑增加一个功能序列。在特定区域存在收缩储备(即:小剂量多巴酚丁胺使心肌壁增厚)(图 2.13,右图箭头)是支持该区域心肌存活的另一个依据。

(李冰 徐兵 译　申永来 校)

参考文献

1. Gebker R, Jahnke C, Manka R, Hucko T, Schnackenburg B, Kelle S et al (2011) The role of dobutamine stress cardiovascular magnetic resonance in the clinical management of patients with suspected and known coronary artery disease. J Cardiovasc Magn Reson 13:46
2. Gerber B, Raman S, Nayak K, Epstein FH, Ferreira P, Axel L et al (2008) Myocardial first-pass perfusion cardiovascular magnetic resonance: history, theory, and current state of the art. J Cardiovasc Magn Reson 10:32
3. Kim HW, Farzaneh-Far A, Kim RJ (2010) Cardiovascular magnetic resonance in patients with myocardial infarction. Current and emerging applications. J Am Coll Cardiol 55:1–16
4. Mather AN, Lockie T, Nagel E, Marber M, Perera D, Redwood S et al (2009) Appearance of microvascular obstruction on high resolution first-pass perfusion, early and late gadolinium enhancement CMR in patients with acute myocardial infarction. J Cardiovasc Magn Reson 11:33
5. Perazzolo Marra M, Lima JA, Iliceto S (2011) MRI in acute myocardial infarction. Eur Heart J 32:284–293

6. Romero J, Xue X, Gonzalez W, Garcia MJ (2012) CMR imaging assessing viability in patients with chronic ventricular dysfunction due to coronary artery disease. J Am Coll Cardiol Img 5:494–508

7. Schwitter J, Arai A (2011) Assessment of cardiac ischaemia and viability: role of cardiovascular magnetic resonance. Eur Heart J 32:799–809

8. Ubachs JFA, Engblom H, Erlinge D, Jovinge S, Hedström E, Carlsson M et al (2010) Cardiovascular magnetic resonance of the myocardium at risk in acute reperfused myocardial infarction: comparison of T2-weighted imaging versus the circumferential endocardial extent of late gadolinium enhancement with transmural projection. J Cardiovasc Magn Reson 12:18

9. Wu KC (2012) CMR of microvascular obstruction and hemorrhage in myocardial infarction. J Cardiovasc Magn Reson 14:68

第**3**章
心肌病 CMR 研究方案

Sandra Pujadas, Guillem Pons-Lladó

3.1 概述

心血管磁共振(CMR)是研究心室容量和功能的主要技术,为心肌病患者的诊断和监测提供基础信息。然而,真正使得这项技术在心肌疾病研究中独树一帜的是它识别局灶性心肌纤维化的能力。该信息有助于确定心肌功能障碍的病因,并对预后有指导意义。最常见的研究方案非常简单,包括功能研究和延迟对比度增强,如下表所示。

序列	Balanced TFE	Balanced TFE	延迟 IR TFE
信息	二、三和四腔电影:功能	多短轴电影:功能	坏死和(或)局灶性纤维化

3.2 扩张型心肌病

基于上述原因,临床可疑的扩张型心肌病及超声心动图检测出的起源

S. Pujadas, MD • G. Pons-Lladó, MD, PhD (✉)
Cardiac Imaging Unit, Cardiology Department, Hospital de la Santa Creu i Sant Pau,
Universitat Autònoma de Barcelona, Barcelona, Spain
e-mail: gpons@santpau.cat

不明的左心室功能障碍是 CMR 研究的适应证。

3.2.1　Balanced FFE 电影序列:心室功能研究

按照第 1 章中描述的方案(图 1.3 至图 1.7),得到了垂直和水平平面上的电影序列,以及覆盖整个心脏范围的多个电影系列。上文所提的这些正是计算心室容积和射血分数,以及评估区域性室壁运动模式的基础(图 1.8 至图 1.11)。

3.2.2　延迟 IR TFE 序列:坏死和(或)局灶性心肌纤维化的研究

延迟对比增强序列按照第 1 章中描述的步骤进行,并根据 Look-Locker 序列相应地调整反转时间(图 1.16)。该序列为心肌疾病的鉴别诊断提供了重要信息。缺血性心肌病显示,可变延伸的延迟强化,包括节段的全壁(透壁)或其心内膜下区域(非透壁)。这一发现表明,缺血性心肌瘢痕的存在(图 3.1,左图箭头),无论患者是否具有心肌梗死的临床病史。另一方面,一部分患有非缺血性心肌病的患者没有显示出延迟强化。由于心肌非缺血性纤维化,大约 2/3 的病例会显示出心内膜下的线性或局灶性心肌内

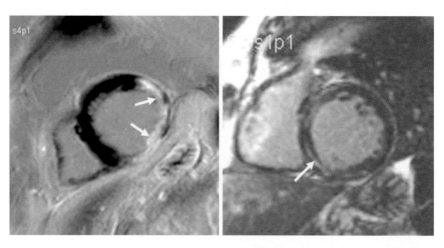

图 3.1　IR TFE 序列显示,缺血性心肌瘢痕(左图)和非缺血性心肌病患者(右图)的延迟强化(箭头)。

强化模式(图 3.1,右图箭头)。延迟强化非缺血性的发现,特别是室壁中层条纹状分布时,是这些患者发生严重室性心律失常和猝死的预测因子。

3.3　肥厚型心肌病

CMR 已广泛应用于肥厚型心肌病的诊断和预后分层。一方面,通过MR 电影序列,我们可以精确定义该过程的解剖分布及其表型,并对所有心室节段的壁厚进行精确测量。这在非典型肥厚分布的情况下非常有用(图 3.2 中的箭头),超声心动图可能不会注意到这种情况。另一方面,鉴别局灶性心肌内纤维化的存在及其扩展的可能性是这项技术的一个重要方面,因为组织信息可以有效补充解剖诊断,这已被证明具有预后分层价值。

3.3.1　Balanced TFE 电影:心室功能研究

该方案与在扩张型心肌病中的描述相同,但增加了三腔心长轴平面,可以检测左心室流出道是否有湍流,湍流存在表明该平面有动态梗阻(图3.3,白色箭头),同时它可以评估二尖瓣收缩期前向运动的存在(图 3.3,黑色箭头)。

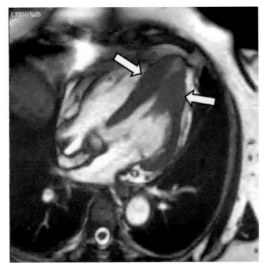

图 3.2　四腔心 SSFP 图像显示,不对称肥厚累及心室中部(箭头)。

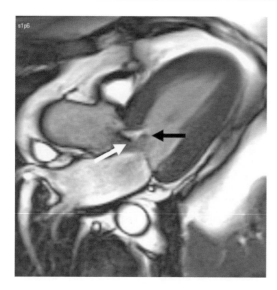

图 3.3 扩张型心肌病的 SSFP 电影序列收缩期图像显示,二尖瓣的收缩期前向运动（黑色箭头）,湍流(白色箭头)证明左心室流出道存在梗阻。

3.3.2 延迟 IR TFE 序列:坏死和(或)局灶性心肌纤维化的研究

根据所述方案(第 1 章)获得延迟增强序列,在患有肥厚型心肌病的人群中,有多达 2/3 的患者鉴定出心肌内纤维化区域,主要表现为在室壁中层局灶性或斑块状分布。它可能在延伸方面有所不同,常累及室间隔与右心室游离壁连接区域(图 3.4,箭头)。这通常出现在肥厚的节段中,但在晚

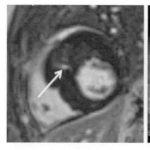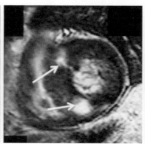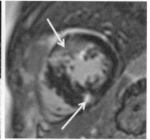

图 3.4 3 位肥厚型心肌病患者的 IR TFE 序列显示,不同程度的对比剂延迟强化(箭头)。

期的情况下,它也可能延伸到壁厚正常的区域(图 3.5,左)。有证据表明肥厚型心肌病心肌内纤维化的存在和扩展是预后不良的标志,无论是从左心室重塑过程的演变来看(伴随着进行性收缩功能障碍),还是从潜在严重心律失常的表现来看。纤维化区域的测量与心肌梗死中瘢痕组织的质量计算类似(图 3.5,右)。据报道,当纤维化区域的质量达到左心室总质量的 15% 以上,是该疾病猝死的主要危险标志。尽管仍处于研究阶段,肥厚型心肌病心肌内纤维化的存在和程度可能会为基于传统风险因素的风险状况不明确的患者的预防措施提供有用的额外信息。

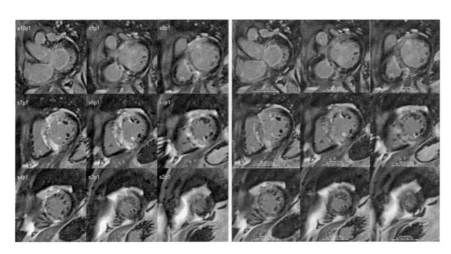

图 3.5　IR TFE 序列显示,肥厚型心肌病患者的广泛对比剂延迟强化(左图)以及通过计算机检测强化心肌的定量评估(右图)。

3.4　左心室心肌致密化不全

左心室心肌致密化不全作为一种遗传性心肌病,其表型表现为广泛的心肌小梁网,一般认为是由于胎儿心肌致密化正常发育过程中缺陷导致。通常它与收缩功能障碍和心室扩张有关,两者均是决定预后的因素。事实上,左心室心肌致密化不全的诊断经常是不确定的,因为没有心室功能障碍而且其他心室小梁相对突出的正常心脏也会出现。超声心动图怀疑致密化缺陷是采用 CMR 研究的常见原因。

应用基本 CMR 方案(功能和延迟增强),所需的诊断标准是:①Balanced TFE 电影序列在舒张期末期纵向平面上测量非致密化心肌与致密化心肌的比值>2.3(图 3.6);②左心室非致密化心肌质量与总质量(致密化+小梁)的百分比>20%(图 3.7)。即便在心肌纤维化的患病率和意义尚未确定的情况下,延迟增强研究也如同扩张型心肌病一样,对预后分层具有重要意义。

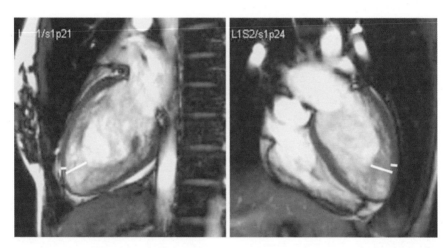

图 3.6 舒张期 SSFP 电影序列的两腔心(左图)和四腔心(右图)图像,测量非致密化心肌层和致密化心肌层厚度以计算其比率。

3.5 浸润性和限制性心肌病

浸润性心肌病中最常见的疾病是心肌淀粉样变性,在本病中不溶性纤维蛋白物质沉积在心肌细胞外,干扰心脏的正常功能。尽管只有一半的系统性淀粉样变性患者的心肌受累是与临床过程相关,但超过 90% 的系统性淀粉样变性患者出现心肌受累。这种疾病的症状和体征主要由舒张功能不全引起。心肌淀粉样变性的 CMR 方法遵循上文详述的心肌病的一般方案。电影序列通常表现为弥漫性,非特异性心室肥厚,收缩功能正常或轻微减

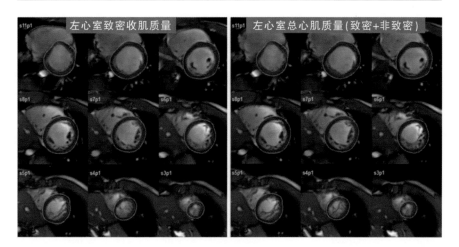

图 3.7　舒张期短轴 SSFP 电影序列图像,测量左心室致密化心肌质量(左图),然后将心内膜轮廓调整到非致密化心肌层的范围(右图),以估计左心室总质量。通过它们与总质量的差值,可以得到非致密化心肌的百分比。

退,双房扩张和肥大,特别是房间隔,卵圆窝的膜结构通常不受影响(图 3.8,箭头)。这些发现并不仅限于淀粉样变性,因此延迟增强序列尤为重要。事实上,在 Look-Locker 序列中,由于疾病的弥漫性和几乎没有健康心肌组织,心肌信号在任何特定的反转时间都无法被抑制时,诊断常常被怀疑。因此,IR TFE 延迟增强图像显示为弥漫性强化,通常在心内膜下区域更明显(图 3.9),其高度提示心肌淀粉样变性。

　　Fabry 病的发病机制为编码 α-半乳糖苷酶的基因突变引起 α-半乳糖苷酶缺乏,从而导致溶酶体中脂质化合物的异常蓄积。CMR 研究显示,非特异性左心室肥厚,延迟增强研究对诊断具有指导意义,因为,在多达 50% 的病例中可以观察到典型的下侧基底段肌壁间延迟强化(图 3.10)。

　　心内膜心肌纤维化(EMF)是最常见的限制性心肌病,起源不明,纤维组织沉积于一个或两个心室的心内膜,总是导致明显的舒张性心力衰竭。延迟增强序列对诊断至关重要,因为其可显示典型的三层外观(V 符号)(图 3.11,箭头,左):外层对应于低信号正常心肌;中间高信号的纤维组织和内部低信号的血栓。在灌注序列研究中,首过灌注无强化可再次识别血

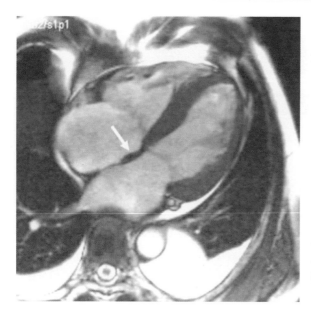

图 3.8　舒张期 SSFP 电影序列四腔心层面显示,心肌淀粉样变性患者左心室弥漫性肥大,房间隔增厚(箭头)。

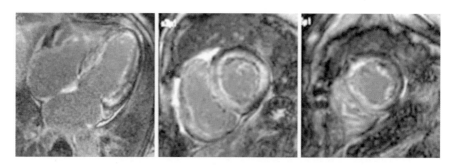

图 3.9　IR TFE 序列显示,心肌淀粉样变性的特征性弥漫性延迟强化。

栓成分(图 3.11,箭头,右)。

3.6　Chagas 病

　　Chagas 病是一种在美国热带地区流行由克氏锥虫感染引起的可感染心脏的慢性寄生虫病。临床上有明确的心脏受累病例,约占所有患者的

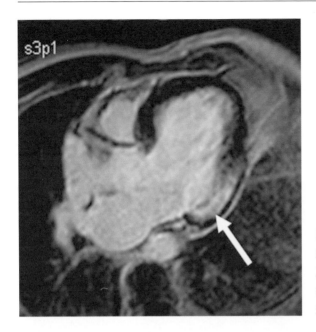

图 3.10　IR TFE 序列四腔心图像显示,Fabry 病累及心脏时, 通常可见外侧基底区(箭头)的肌壁间延迟强化。

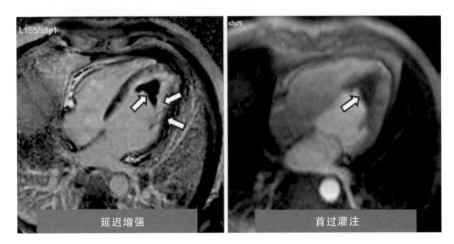

图 3.11　心内膜心肌纤维化患者的 IR TFE 序列(左图)显示出特征性的三层 V 征(箭头),包括外层的正常心肌和强化中层所对应于心内膜心肌纤维组织,以及低信号内层所对应的血栓。同一患者的首过灌注序列(右图)通过其无强化(箭头)证明了血栓层的非血管性质。

30%~40%,是一种真正的感染性心肌病。病理研究表明,其最严重的并发症是广泛的心肌被纤维化瘢痕所替代。CMR 研究方案包括对常规的心室功能和延迟增强研究。在电影序列中,可观察到节段性收缩异常,特别是心室壁变薄和心尖区域的室壁瘤(图 3.12,箭头),而延迟增强则可显示局部心肌纤维化,通常是透壁心肌纤维化,但其分布模式与特定的冠状动脉分布区域不匹配(图 3.13,箭头)。

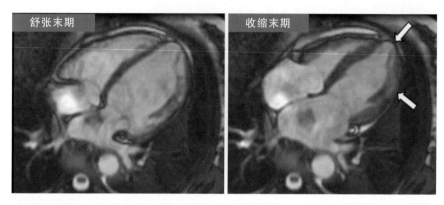

图 3.12 舒张末期(左图)和收缩末期(右图)的四腔心 SSFP 电影显示,Chagas 病患者的心室壁变薄和运动障碍(箭头)区域。

3.7 结节病

结节病是一种不明原因的自身免疫性、多系统性、肉芽肿性疾病,约7%的病例出现有症状的心脏受累,但在所有结节病患者中高达 25%的患者可能以亚临床形式出现。在这种情况下,同样可以出现左心室膨出或运动障碍区域(图 3.14,上、中图箭头),其延迟增强模式通常是透壁和斑片状,并且不遵循特定的冠状动脉分布(图 3.14,下图箭头)。研究方案必须包括 T2 加权序列,以检测表达活动性炎症过程的心肌水肿,其可作为对皮质激素治疗的反应而消退。

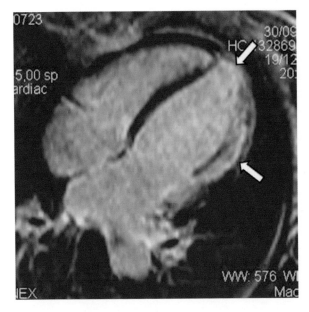

图 3.13　与图 3.12 为同一患者的四腔心 IR TFE 序列显示，室壁内延迟对比强化，提示心肌纤维化位于心室壁变薄和收缩功能障碍区域。

3.8　心肌炎

心肌炎通常是一种由直接或免疫介导的病毒性起源的心肌炎症过程，急性期表现为细胞水肿、坏死和炎性纤维化。心肌炎是年轻人猝死的公认原因，所有临床表现为急性冠状动脉综合征、心肌生物标志物增加且冠状动脉造影无病变的患者都必须考虑心肌炎。

当怀疑是心肌炎时，除基本的 CMR 研究方案 (功能和延迟增强序列) 外，还应补充另外两种序列。①是长轴和横轴位的 STIR 序列，它提供了局部心肌水肿的信息 (图 3.15，箭头)；②是钆对比剂注射前和注射后 (1~2 分钟) 得到的 T1 加权 TSE 序列，其可提供存在心肌充血信息，而心肌充血表明该区域的血管扩张。正如第 1 章所述，在 STIR 序列中，当心肌和骨骼肌之间的信号强度比值>2 时，判断心肌存在水肿。在 T1 加权 TSE 序列通过早期心肌强化 (EMH) 比值对心肌充血进行评估，即在给予钆 (Gad) 后，量化心肌 (myoc) 信号强度 (SI) 的增加与在骨骼肌 (ske) 中观察到的信号强度

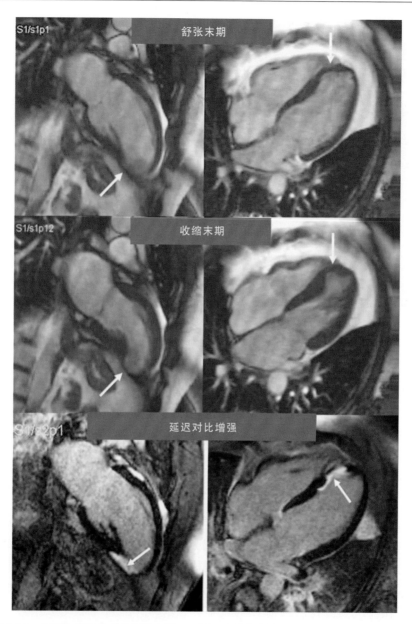

图 3.14 心脏结节病患者的舒张末期（上图）和收缩末期（中图）的二腔心和四腔心 SSFP 电影序列图像显示的区域性运动障碍区(箭头)。IR TFE 序列延迟对比增强证实，相应区域心肌瘢痕形成(下图中的箭头)。

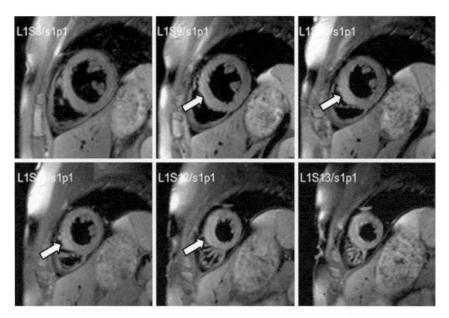

图 3.15 急性心肌炎患者短轴 STIR 序列显示,由于心肌水肿引起的局部信号强度增加(箭头)。

变化之间的关系(图 3.16)。

$$\text{Ratio EMH} = \frac{\dfrac{\text{SI}_{\text{myoc}}\ \text{post-Gad} - \text{SI}_{\text{myoc}}\ \text{pre-Gad}}{\text{SI}_{\text{myoc}}\ \text{pre-Gad}}}{\dfrac{\text{SI}_{\text{ske}}\ \text{post-Gad} - \text{SI}_{\text{ske}}\ \text{pre-Gad}}{\text{SI}_{\text{ske}}\ \text{pre-Gad}}}$$

EMH 比值>4 表明心肌充血。

综上所述,心肌炎 CMR 研究方案遵循如下方案。

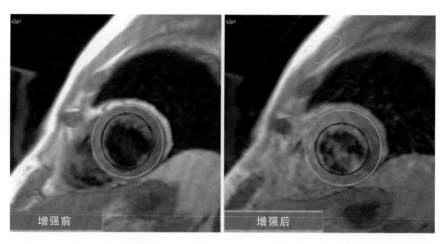

图 3.16 增强前(左图)和增强后 1~2 分钟(右图)获得的短轴位 T1w TSE 序列。感兴趣区为整个左心室心肌及骨骼肌,用于估计早期心肌强化比值(见正文)。

序列	Balanced TFE	Balanced TFE	基础 T1w TSE	STIR
信息	二、四腔电影:功能	多短轴电影:功能	充血	心肌水肿

	Post-Gad T1w TSE	延迟 IR TFE
⟶	充血	坏死和(或)局灶性纤维化

本方案为诊断心肌炎提供了重要信息。它可以用于评估心室整体和节段的功能,尽管诊断不能排除而被保留,但通常在心肌炎的情况下心室功能是受损的。它有助于描述心肌组织特征,还可以显示充血、水肿和作为必要因素的区域性纤维化。这种纤维化表现为非缺血的,其特征是位于左室游离壁心外膜下区域(图 3.17,箭头),当然,它也可能出现在其他区域中。

在实践中,符合以下标准中的两项,则可通过 CMR 诊断为心肌炎:

1. STIR 信号强度增加,表明心肌水肿。

2. T1w TSE 的 EMH 比率增加,表明充血。

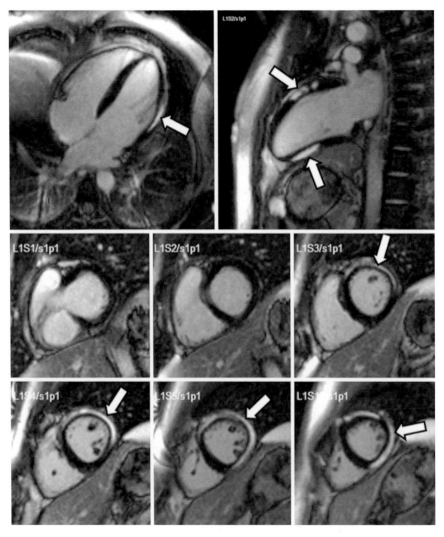

图 3.17　急性心肌炎的长轴位 (上排) 和短轴位 (中、下排) IR TFE 序列表现为典型分布的延迟强化,累及左室游离壁心外膜下区域 (箭头)。

3. 非缺血模式下,存在局灶性延迟强化,表明局灶性纤维化。

进一步观察整体或节段性心室收缩功能障碍和 (或) 心包积液,可为支持诊断提供额外的证据。

3.9　致心律失常的右室型心肌病、发育不良(ARVC、D)

这种遗传性心肌疾病表现为恶性室性心律失常,偶伴猝死。在组织病理学上,其特征是纤维脂肪组织替代正常心肌,这是导致功能性紊乱并构成心律失常的基质。该病主要影响右心室,但在一定比例的患者中,会累及左心室或双侧心室。虽然 CMR 是一种重要的诊断方式,然而,实际上我们通常在怀疑发育异常时采用该方法研究。该技术的作用包含在一套综合诊断方法中,这种诊断方法除了影像外,还包括其他标准,如家庭背景、心电图异常、心律失常是否存在及其类型,以及心内膜心肌活检的组织分析数据。

目前,在 ARVC/D 诊断中,应参考 CMR 表现,包括右心室壁出现运动不能或局灶性运动障碍(图 3.18,箭头),伴有心室扩张和(或)收缩功能障碍。尽管右心室节段性室壁运动异常和整体功能障碍在 ARVC、D 诊断中是必需的,但也要考虑到右心室舒张末期容积(EDVRV)和右心室射血分数(RVEF)的具体数据。因此,CMR 可以通过以下标准帮助诊断。

• 主要标准:右心室功能障碍+ EDVRV(指数),男性≥110mL/m²,女性≥100mL/m²,和(或)RVEF≤40%。

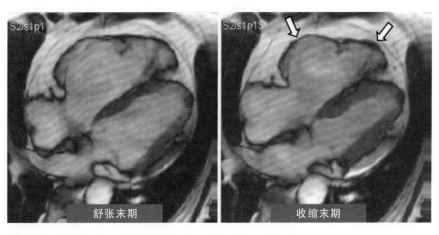

图 3.18　ARVC/D 患者舒张末期(左图)和收缩末期(右图)的四腔心 SSFP 序列图像显示,右心室明显扩张、右心室壁向外膨隆和运动障碍(箭头)。

• 次要标准:右心室功能不全+ EDVRV(指数),男性≥100mL/m² 且< 110mL/m²,女性≥90mL/m² 且<100mL/m²,和(或)RVEF>40%且≤45%。

鉴于 ARVC/D 的确定性诊断要求至少存在 2 个主要标准(或 1 个主要标准以及 2 个次要标准或 4 个次要标准)。在没有其他标准的情况下,依据如上所述 CMR 研究的阳性结果推断,仅能诊断为 ARVC、D 可能。

该疾病的组织病理学基础是纤维脂肪组织替代右心室心肌, 在 CMR 中使用 T1w TSE 和延迟对比增强序列可以让其明显显示, 它们可以分别显示存在于右和(或)左心室壁的脂肪组织(图 3.19,箭头)或局灶性心肌纤维化(图 3.20,箭头)。虽然这是 ARVC、D CMR 综合研究中的一部分,但鉴于其他正常个体也会有右心室壁变薄以及室壁脂肪的存在(图 3.21,箭头),而使得对其评估经常存在不确定性,所以这些研究结果尚未被列为诊断标准。

ARVC/D 的完整 CMR 研究方案包括以下步骤:

序列	Balanced TFE	Balanced TFE	Balanced TFE	Balanced TFE
信息	二、四腔电影:功能	多层短轴电影:功能	右心室二腔:功能	右心室流出道矢状面:功能
	轴向 T1w TSE	延迟 IR TFE		
➡	右心室壁表征	坏死和(或)局灶性纤维化		

鉴于右心室的功能评估是诊断该疾病的决定因素,本研究方案应主要集中在对右心室整体和节段收缩性的详尽评估。出于这个原因,除了功能研究的标准方案(图 1.3 至图 1.7),电影序列将在右心室垂直长轴面(流入道二腔)和右心室流出腔矢状面获得,以评估被称之为发育不良三角(流入腔,漏斗部或流出道和右心室的顶点)的所有区域的运动。

如上所述,尽管右心室壁脂肪或纤维组织信息不被该疾病的标准诊断程序所采纳,但仍推荐调查其是否存在。因为,在常规数据处于临界状态的情况下,其可能成为支持 ARVC/D 诊断的关键因素。

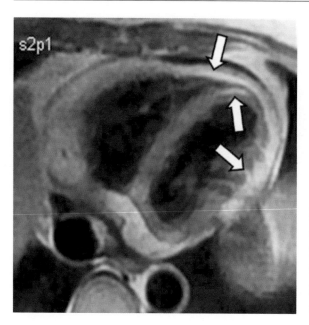

图 3.19 ARVC/D 累及左心室患者横断位 T1w TSE 序列显示,高信号区域,表明右心室心肌、室间隔,以及左心室游离壁(箭头)的心外膜下区域脂肪浸润。

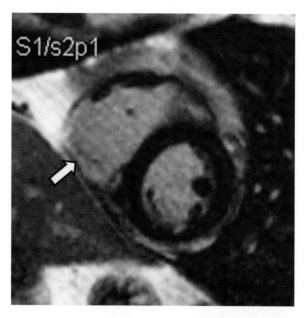

图 3.20 ARVC/D 患者短轴位 IR TFE 序列显示,右心室壁(箭头)延迟强化。

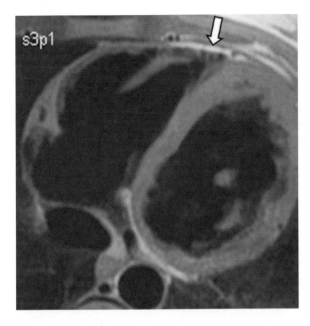

图 3.21　横断位 T1w TSE 序列显示，正常对照者右心室壁心尖区脂肪组织（箭头）导致的高信号区。

3.10　铁超负荷引起的心肌病

异常心肌铁沉积可能出现在遗传性血色素沉着症和需要连续输血的慢性贫血症，如地中海贫血。因为，如果铁沉积引起的心肌病不及早进行适当治疗，可能会导致心力衰竭，所以它们的检测很重要。CMR 无法检测到心脏铁超负荷的形态学特征或功能特质，尤其在早期阶段。然而重要的是，该技术允许通过测量 T2* 弛豫时间来估计心肌铁的浓度，该弛豫时间是与被研究的组织的不均匀性水平相关的参数，其因铁的存在而改变，进而显著缩短 T2* 值。心肌 T2* <20ms（当用 1.5T 系统研究时）意味着铁显著过量，这与心功能不全相关。为了测量心肌 T2* 值，我们使用 TSE 序列，在一个平面上通过逐步增加回波时间（TE）获得 8 幅图像。在室间隔（在所有图像中的相同位置）追踪感兴趣区域（ROI），以计算不同回波时间相对应的每幅图像中的信号强度（SI）（图 3.22）。将数据放入图中，通过计算 SI 和 TE 获得 T2* 曲线，并通过指数对数计算得到其数值（图 3.23）。

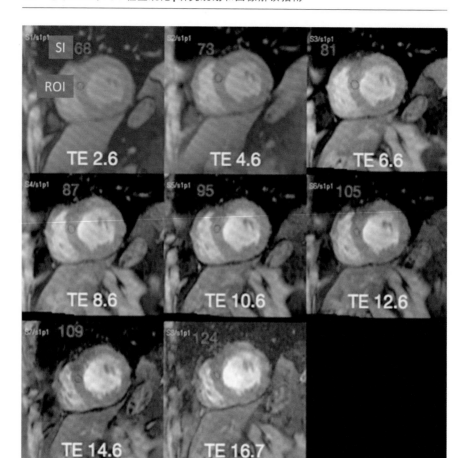

图 3.22 短轴位 TSE 序列逐渐增加回波时间(TE),测量每张图像的感兴趣区(ROI)的信号强度(SI),以估计心肌 T2* 值。

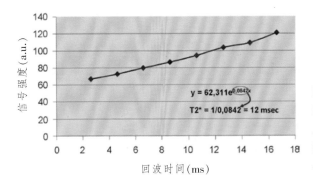

图 3.23　图标显示，基于图 3.22 所得的心肌信号强度和对应的 TE 产生的对数曲线及心肌 T2* 值计算公式。

（谢斌 施晓星 译　牛家成 校）

参考文献

1. Almehmadi F, Joncas SX, Nevis I, Zahrani M, Bokhari M, Stirrat J et al (2014) Prevalence of myocardial fibrosis patterns in patients with systolic dysfunction. Prognostic significance for the prediction of sudden cardiac arrest or appropriate implantable cardiac defibrillator therapy. Circ Cardiovasc Imaging 7:593–600
2. Chan RH, Maron BJ, Olivotto I (2014) Prognostic value of quantitative contrast-enhanced cardiovascular magnetic resonance for the evaluation of sudden death risk in patients with hypertrophic cardiomyopathy. Circulation 130:484–495
3. Dungu JN, Valencia O, Pinney JH, Gibbs SDJ, Rowczenio D, Gilbertson JA et al (2014) CMR-based differentiation of AL and ATTR Cardiac Amyloidosis. J Am Coll Cardiol Img 7:133–142
4. Friedrich MG, Sechtem U, Schulz-Menger J, Holmvang G, Alakija P, Cooper LT et al (2009) Cardiovascular magnetic resonance in myocarditis: a JACC white paper. J Am Coll Cardiol 53:1475–1487
5. Friedrich MG, Marcotte F (2013) Cardiac magnetic resonance assessment of myocarditis. Circ Cardiovasc Imaging 6:833–839
6. Jacquier A, Thuny F, Jop B, Giorgi R, Cohen F, Gaubert JY et al (2010) Measurement of tra-beculated left ventricular mass using cardiac magnetic resonance imaging in the diagnosis of left ventricular non-compaction. Eur Heart J 31:1098–1104
7. Karamitsos TD, Francis JM, Myerson S, Selvanayagam JB, Neubauer S (2009) The role of cardiovascular magnetic resonance imaging in heart failure. J Am Coll Cardiol 54:1407–1424
8. Marcus FI, McKenna WJ, Sherrill D, Basso C, Bauce B, Bluemke DA et al (2010) Diagnosis of arrhythmogenic right ventricular cardiomyopathy/dysplasia. Proposed modifications of the task force criteria. Circulation 121:1533–1541
9. Maron MS (2012) Clinical utility of cardiovascular magnetic resonance in hypertrophic cardiomyopathy. J Cardiovasc Magn Reson 14:13
10. Patel MR, Cawley PJ, Heitner JF, Kelm I, Parker MA, Jaroudi WA et al (2009) Detection of myocardial damage in patients with sarcoidosis. Circulation 120:1969–1977
11. Rochitte CE, Oliveira PF, Andrade JM, Ianni BM, Parga JR, Avila LF et al (2005) Myocardial delayed enhancement by magnetic resonance imaging in patients with Chagas' disease: a

marker of disease severity. J Am Coll Cardiol 46:1553–1558

12. Salemi VMC, Rochitte CE, Shiozaki AA, Andrade JM, Parga JR, de Avila LF et al (2011) Late gadolinium enhancement magnetic resonance imaging in the diagnosis and prognosis of endo-myocardial fibrosis patients. Circ Cardiovasc Imaging 4:304–311

13. Schumm J, Greulich S, Wagner A, Grün S, Ong P, Bentz K et al (2014) Cardiovascular mag-netic resonance risk stratification in patients with clinically suspected myocarditis. J Cardiovasc Magn Reson 16:14

14. Smith GC, Carpenter JP, He T, Alam MH, Firmin DN, Pennell DJ (2011) Value of black blood T2* cardiovascular magnetic resonance. J Cardiovasc Magn Reson 13:21

15. te Riele A, Tandri H, Bluemke D (2014) Arrhythmogenic right ventricular cardiomyopathy (ARVC): cardiovascular magnetic resonance update. J Cardiovasc Magn Reson 16:50

第 4 章

心包疾病 CMR 研究方案

Francesc Carreras

4.1 概述

影像技术有助于心包疾病的诊断。目前,超声心动图仍是心包疾病诊断的首选技术,但经常因图像难以解答或与其他临床发现不符而受到限制。因此,心血管磁共振(CMR)对心包疾病的诊断具有十分重要的作用,它的主要优点是提供了广阔的视野、具有良好的组织学分辨能力,以及它能用于动态研究心包异常对心室正常运动的影响。值得注意的是,计算机断层扫描也在心包疾病研究中具有一定的作用,尤其是对心包钙化的检测。这一发现在心包狭窄的诊断中偶尔是必要的,而超声心动图和 CMR 对心包钙化的诊断能力有限。

4.2 心包疾病研究的序列方案

1.定位序列(见图 1.2):这些可用于首次观察腔静脉大小、心包积液、

F. Carreras, MD, PhD
Cardiac Imaging Unit, Cardiology Department, Hospital de la Santa Creu i Sant Pau,
Universitat Autònoma de Barcelona, Barcelona, Spain
e-mail: fcarreras@santpau.cat

胸腔积液和(或)腹腔积液的存在,因为心外发现可能与心包病程有关。

2.轴向多层 T1w TSE 序列(见图 1.13):允许估计心包的厚度和形态特征,检测积液的存在以及评估其强度信号,利于识别液体的特征。

3.短轴多层 STIR 序列(见图 1.1b):用于检测心包/心肌水肿。

4.纵向短轴 Balanced TFE 电影(见图 1.3 至图 1.7):用于检测心包积液,研究其动力学和分析心室功能,特别是室间隔的运动模式。

5.用力呼吸实时 Balanced TFE 短轴电影:用于分析心室相互依赖性(室间隔运动模式)和在自由呼吸期间心室腔的形态变化。

6.短轴面的心肌标记序列(见图 1.1f):用于分析黏附于心包的心肌旋转、扭转及其损伤。

7.轴向、纵向和短轴面的 IR TFE 序列(见图 1.17):在注射剂量为 0.2mmol/kg 的钆后 10 分钟获得,用于检测心包/心肌的延迟强化。

4.3　心包的形态学研究

心包的形态学研究基于 T1w-TSE 和 Balanced TFE 序列。在 T1w-TSE 序列中,正常心包表现为曲线形均匀低信号、周围环绕着高信号的心外膜和心旁脂肪(图 4.1,箭头)。心包信号包括脏层和壁层两部分以及少量生理性心包液(即 10~50mL 超滤液)。通过 CMR 测量的正常心包的最厚处为 2~

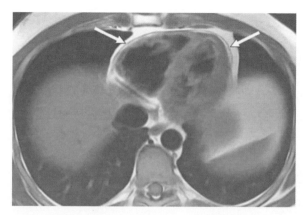

图 4.1　横断面 T1w-TSE 序列显示相应的心包信号(箭头)。

2.5mm,超过 4mm 属于异常。但是在正常情况下,患者平躺时,在大血管的上心包凹陷处的心包可能会更厚。心包信号不一定在其覆盖区域完整显示,这取决于边缘是否有脂肪组织;由于心脏后侧经常缺乏脂肪组织,心包可能在这一水平不被显示。因此,无论是部分还是全部先天性心包缺失,都不能简单地通过心包信号缺失来确诊。相反,在这种情况下,必须寻找间接征象,如心腔向左侧胸腔形成疝或异常移位(图 4.2,水平箭头),而心包外纵隔结构,如气管仍保持在正常的中心位置(图 4.2,垂直箭头)。

心包腔增宽>4mm、心包规整轮廓信号缺失伴心包不规则增厚,提示心包异常病变。在 T1w-TSE 序列中,低信号的心包厚度增加,可能与积液(图 4.3,左图箭头)或无明显积液的心包异常增厚(图 4.4,左图箭头)有关。此时,应分析在同一位置的 Balanced TFE 电影序列,当存在积液时,为高信号(图 4.3,右图箭头);无积液心包增厚时,为低信号(图 4.4,右图)。后者是 CMR 诊断心包缩窄的关键因素。

可视化电影序列也是对诊断有帮助的。在心包积液的情况下,由于液体的重新分布,在整个心动周期内心包腔形状会发生变化,而在没有积液心包腔增大的情况下,则不会出现这种变化。一般来说,心包积液是弥漫性分布的,但因重力作用它可能主要位于心包腔的较低区域(图 4.5,左图箭头)。也可能存在完全地局限性积液(图 4.5,右图箭头)。

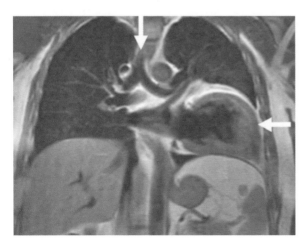

图 4.2 先天性心包缺失患者冠状位 T1w-TSE 序列显示,心腔向左侧胸腔移位(水平箭头),心包外结构正常中心位置(垂直箭头)。

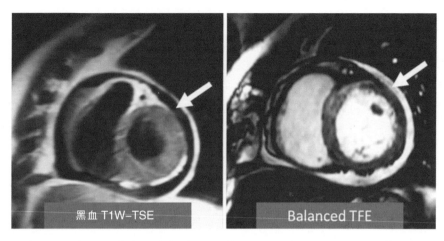

图 4.3　心包积液(箭头)患者相同平面短轴 T1w–TSE 序列(左)和 SSFP 图像(右)。

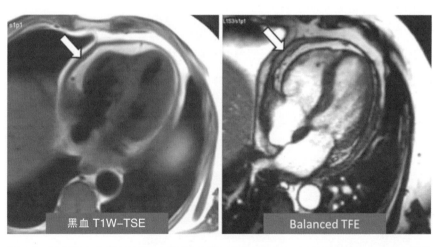

图 4.4　无积液心包增厚(箭头)患者相同平面四腔心 T1w–TSE 序列(左)与 SSFP 图像(右)。

4.4　心包病理学组织特征研究

根据特定 CMR 序列的信号强度来区分不同结构组织成分的能力,是

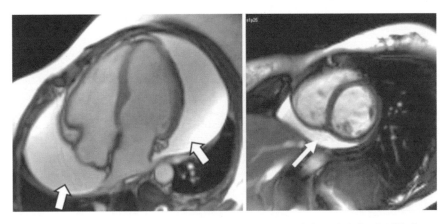

图 4.5　大量心包积液患者(左图箭头)和位于下心包腔的中度积液患者(右图箭头)二腔心和短轴电影序列 SSFP 图像。

心包病理学研究感兴趣的一个方面。首先,超声心动图有时对心包积液本身的识别不清楚(例如,心包前间隙明显增大,可能是由于积液或大量心外膜脂肪组织所致)。在这种情况下,T1w-TSE-T1 序列显示的高信号脂肪组织(图 4.6,白色箭头)和低信号真正积液(图 4.6,黑色箭头)之间有明显差异。

　　心包积液中液体的性质会根据所用序列的类型产生不同的信号强度:可通过综合分析评估其特征。指南如下:

心包内容物	T1w-TSE	T2w-TSE	Balanced TFE
漏出液	低	高	高
渗出液	中等	中等	高
出血	高	高	高
空气	低	低	低

　　同样,当怀疑心包囊肿时,联合使用序列对确诊有帮助。T1W-TSE 低信号(图 4.7,左图箭头),T2W-TSE 明显高信号(图 4.7,右图箭头),可确认液性内容物,从而诊断心包囊肿。

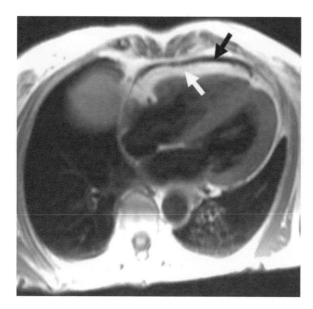

图 4.6　横断面 T1w–TSE 序列显示，心包积液的暗信号(黑色箭头)和心外脂肪组织产生的亮信号（白色箭头）。

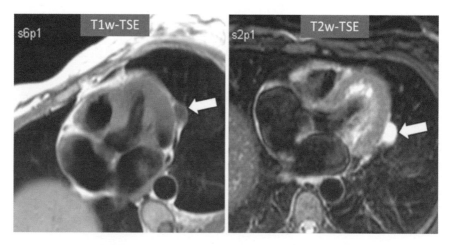

图 4.7　心包囊肿(箭头)的 T1w–TSE 序列(左)和 T2w–TSE 序列(右)图像。

　　无论是急性还是慢性心包炎，都会导致 T1w–TSE 序列检测到心包厚度增加(图 4.8,左图箭头)。在急性心包炎随访研究中发现,心包厚度可随疾病的消退而恢复(图 4.8,右图箭头)。另一方面,心包炎症过程会导致

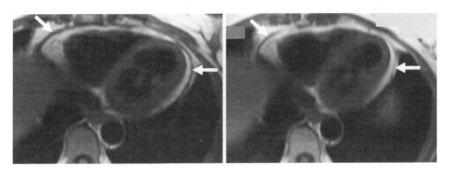

图 4.8　同一患者在心包炎急性期（左）和消退后（右）的横断位 T1w–TSE 序列显示，心包厚度减小（箭头）。

IR–TFE 序列的对比剂延迟强化。心包出现高信号（图 4.9，箭头）是急性心包炎或是持续慢性心包炎的特征。

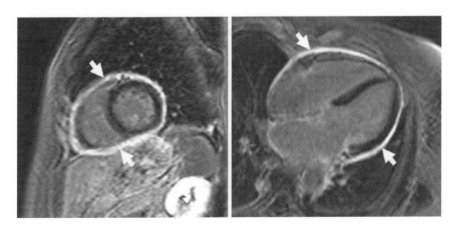

图 4.9　急性心包炎患者短轴和长轴 IR–TFE 序列显示，心包延迟强化（箭头）。

4.5　心包疾病的功能研究

通过 balanced–TFE 电影序列分析心脏功能，可以发现由心包积液或心包缩窄而导致的心室充盈受损征象。其中一个征象是舒张早期室间隔的反跳(图 4.10,箭头),这是心室充盈突然受限的表现。在这种情况下,呼吸循环期间室间隔的运动也有所改变,需要采用电影序列在用力自由呼吸进行实时研究。在心包缩窄的情况下,这样可以检测到,吸气时室间隔向左心室运动而被压平(图 4.11,左图箭头),呼气时接近正常(图 4.11,右图)。

最后,心包缩窄有一个心包脏层与壁层相互黏附的过程,常会累及心脏外膜面,从而限制心室正常的径向和纵向滑动。这可以通过标记电影序列来研究,其来自心包腔和底层心肌的预饱和线在整个心脏周期中保持完

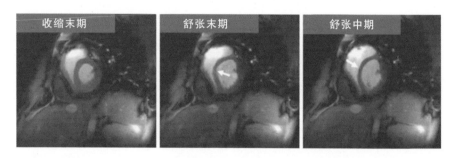

图 4.10　缩窄性心包炎患者短轴 SSFP 电影序列图像显示,室间隔在舒张早期向右心室移位(中图箭头),在舒张中期恢复正常位置(右图箭头)。

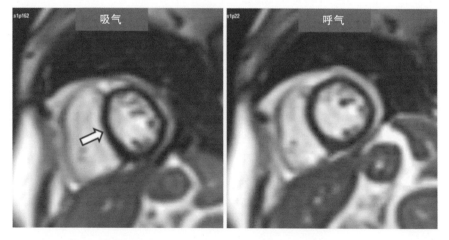

图 4.11　实时电影序列图像显示,吸气时室间隔变平(左图箭头),呼气时恢复正常。

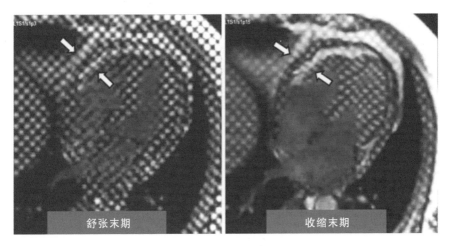

图 4.12　缩窄性心包炎患者四腔心标记电影序列图像显示，心包与心外膜的粘连导致舒张末期到收缩末期预饱和线连续（箭头）。

整（图 4.4 至图 4.12，箭头），表明心包与心外膜的粘连。

（谢斌　李冰　译　　申永来　校）

参考文献

1. Bogaert J, Francote M (2009) Cardiovascular magnetic resonance in pericardial diseases. J Cardiovasc Magn Reson 11:14
2. Cosyns B, Plein S, Nihoyanopoulos P, Smiseth O, Achenbach S, Andrade MJ et al (2015) European Association of Cardiovascular Imaging (EACVI) position paper: multimodality imaging in pericardial disease. Eur Heart J Cardiovasc Imaging 16:12–31
3. Rajiah P, Cardiac MRI (2011) Part 2. Pericardial diseases. Am J Roentgenol 197:W621

第 **5** 章

心脏肿块和肿瘤 CMR 研究方案

Francesc Carreras, Alberto Hidalgo

5.1 概述

　　日常诊疗中,CMR常用于检查超声心动图发现的心脏或心旁肿块。从流行病学的角度来看,最常见的心内肿块是腔内血栓;心脏及心包肿瘤较罕见,其中黏液瘤是最常见的良性肿瘤(占75%),肉瘤是最常见的恶性肿瘤,发病率较低(占15%)。相比于心内肿块,CMR更常用于检查心旁肿块,其临床意义依赖于心腔的压迫或位移程度。

　　对肿块的检查,CMR优于超声心动图有以下几个原因:视野更大,没有其他结构的干扰,更高的图像分辨率和运用多种研究序列可能得到病变组织学特征。CMR获得的图像可以识别心肌、心包、心包脂肪、冠状动脉、

F. Carreras, MD, PhD (✉)
Cardiac Imaging Unit, Cardiology Department, Hospital de la Santa Creu i Sant Pau,
Universitat Autònoma de Barcelona, Barcelona, Spain
e-mail: fcarreras@santpau.cat

A. Hidalgo, MD, PhD
Cardiac Imaging Unit, Radiology Department, Hospital de la Santa Creu i Sant Pau,
Universitat Autònoma de Barcelona, Barcelona, Spain

大血管和胸部其他结构。与超声心动图相比,CMR 视野大,可以不受限制地观察肿块范围及其与肺和纵隔结构的解剖关系。CMR 图像信息对初步探讨肿块病因有意义,如果需要手术,则对规划手术切除肿块尤为有用。

5.2 推荐序列和图像分析方案

在实践中,对病因不明的心脏肿块应该系统性研究。我们建议采用以下序列(详见第 1 章):

轴位 T1w–TSE	轴位 T2w TSE+STIR	多层 balanced–FFE	首过灌注	增强后轴位 T1w–TSE	延迟 IR–TFE

作为诊断肿块性质的第一步,CMR 的目的是为了准确描述肿块的特征(表 5.1)。CMR 可以评估肿块的大小、形状、解剖关系以及对心脏功能的影响。尤其重要的是对肿块边界的观察。当肿块边界不清并浸润邻近结构时,表明其可能为恶性的快速生长过程,并常伴有心包或胸腔积液。电影序列有助于分析肿块的运动方式及其与周围结构的相互作用关系。同样,通过不同序列的信号特征及对比增强后的信号改变,我们可以推测肿块的组织特性。

表 5.1 心脏肿块 CMR 检查应明确的内容

形态	位置
	形状
	边界
	运动
特征	信号强度
	均质性/不均质性
	肿瘤血管生成
	组织纤维化
间接征象	心包/胸腔积液
	心外侵犯

通过 CMR 获得的数据,我们的目的是揭示肿块的起源,至少可以鉴别肿块的良恶性(表 5.2),而肿块的位置对此也有一定帮助(表 5.3)。因为不同来源的心脏肿块可能具有相同的 CMR 特征,这意味着 CMR 并不能将它们完全区分开来。但是 CMR 可以侧重于某一特定征象的识别,所以一两种类型肿块的主要特征依旧值得去研究(表 5.4)。

5.3 良性肿瘤及肿块

脂肪瘤的典型表现为 T1w–TSE 序列上边界规则、无浸润的高信号肿

表 5.2 心脏肿瘤

原发肿瘤		继发肿瘤		
良性	恶性	直接侵犯	经静脉转移	远隔转移
黏液瘤	肉瘤	肺	肾	黑色素瘤
纤维瘤	间皮瘤	乳腺	肾上腺	白血病
脂肪瘤	淋巴瘤	食管	肝	淋巴瘤
弹力纤维瘤		纵隔	甲状腺	生殖系统
横纹肌瘤			肺	泌尿系统
血管瘤			子宫	胃肠道

表 5.3 不同部位常见肿瘤

部位	可能诊断	其他
左心房(腔内)	黏液瘤	肉瘤、转移瘤、血管瘤、血栓
左心房(壁内)	肉瘤	淋巴瘤、转移瘤
右心房(腔内)	黏液瘤	血栓、转移瘤、血管瘤
右心房(壁内)	血管肉瘤	脂肪瘤样肥大
左心室(腔内)	不确定	肉瘤、脂肪瘤、血管瘤、血栓
左心室(壁内)	不确定	肉瘤、脂肪瘤、血管瘤
心包	转移瘤	间皮瘤、淋巴瘤、肉瘤、血管瘤
瓣膜	乳头状弹力纤维瘤	黏液瘤

表 5.4　肿瘤 CMR 鉴别诊断

良性肿瘤征象	恶性肿瘤征象
左心室	右心室
腔内带蒂	壁内、心包
大小<5cm	大小>5cm
边界规则	浸润/替代周围结构
均质性	异质性
无灌注	不均匀灌注
无延迟强化	不均匀延迟强化
无其他相关表现	心包、胸腔积液

块(图 5.1)。脂肪瘤信号强度与皮下脂肪类似,在 T2w-TSE 脂肪饱和抑制 STIR 序列上信号被抑制而表现为低信号。对比增强后无强化,在 IR 序列上无延迟强化。

　　另外,T1w-TSE 低信号、T2w-TSE 明显高信号是浆液的特征性表现,如果发现具有这一特征且与心包关系密切的肿块,尤其在心隔角区,绝大

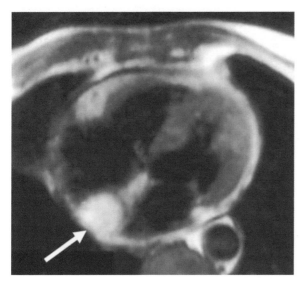

图 5.1　房间隔脂肪瘤病例横断面 T1w-TSE 序列,表现为高信号(箭头)。

多数是心包囊肿(见图 4.7)。

在 T1w-TSE 序列上呈等信号的肿块,可见于多种病变,如最常见的原发肿瘤:黏液瘤(图 5.2,左上)。黏液瘤通常表现为附着于心房腔内不同位置的、带蒂的肿块。黏液瘤在 T2w-TSE 序列为高信号(图 5.2,右上),可因其内伴有钙化或出血而信号不均匀,在 T1w-TSE 对比增强后呈高信号,说明肿块内有血管形成(图 5.2,左下)。在 IR-TFE 序列上,肿块可见不均匀分布延迟强化,表明肿块内有坏死或钙化(图 5.2,右下)。

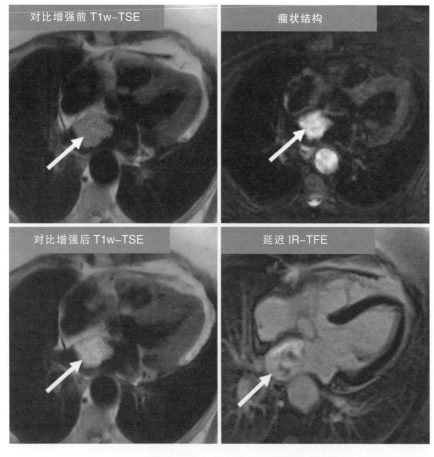

图 5.2 不同序列四腔心层面左心房黏液瘤表现(箭头)。

心腔内肿块常需与该部位血栓进行鉴别诊断。因此,当发现心腔内病变后,我们首先要考虑是否同时存在会促进血栓形成的心脏疾病,如室壁瘤或心脏瓣膜病引起的心室扩张。cine-MR 序列可提供重要的形态学和动力学特征:慢性血栓通常为基底部无蒂,边界规则(图 5.3,箭头);急性血栓通常边界不规则,基底宽窄不一,可有蒂并可移动(图 5.4,箭头)。血栓在 T1w 和 T2w 序列上呈低信号,观察首过灌注检查的对比剂时间变化过程有助于鉴别:若在对比剂首次通过时肿块信号强度增加,意味着它是富血供和有灌注的;若肿块无信号变化,则为无血供的肿块,血栓可能性大(图 5.5,箭头)。最后,在 IR-TFE 序列延迟强化时,与心肌梗死后动脉瘤形成伴腔内血栓的瘢痕心肌相比,血栓信号不会增强(图 5.6,白色箭头)。

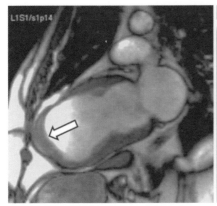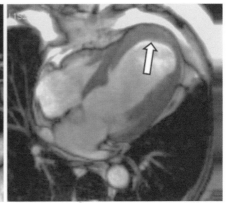

图 5.3　长轴位 SSFP cine 序列显示,左心室心尖区附壁血栓(箭头)。

5.4　原发恶性肿瘤

心脏原发恶性肿瘤较罕见,其中以肉瘤最常见的。恶性肿瘤在不同序列上的信号特点可能与良性肿瘤区别不大,如肉瘤样起源的肿块可能表现为 T1 等信号(图 5.7,左上)、T2 高信号(图 5.7,右上)、对比剂灌注不均匀(图 5.7,左下)以及不均匀延迟强化(图 5.7,右下)。正因如此,肿块的其他数据也应该被评估,如肿块生长迅速、病灶内出现坏死或出血导致信号

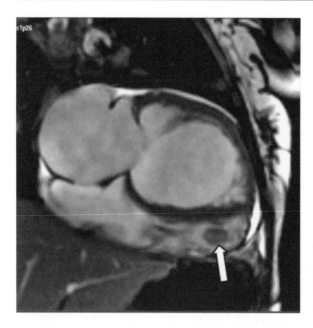

图 5.4　SSFP cine 序列四腔心层面显示，带蒂、可自由移动的右心室血栓（箭头）。

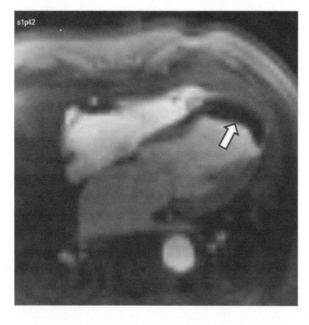

图 5.5　首过灌注序列显示，无强化的左心室附壁血栓(箭头)。

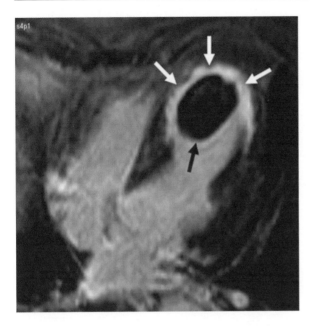

图 5.6　IR-TFE 序列四腔心层面,心前尖区梗死(白箭头),心尖区无延迟强化的巨大血栓性肿块 (黑箭头)。

不均匀;边界不规则,侵犯邻近结构,如侵犯心包时,可伴有心包积液。

5.5　心包肿瘤

　　在心包肿瘤中,乳腺癌、肺癌、黑色素瘤、白血病或淋巴瘤的继发性转移比原发性肿瘤,如间皮瘤更常见。间皮瘤通常表现为心包不规则增厚、信号不均,胸膜常常受累(图 5.8,箭头)。恶性心包肿瘤常伴血性心包积液。因此, 了解采集到的信号或血性积液的特征会随时间而变化这一点十分重要,其特征主要取决于血红蛋白的降解程度。在表 5.5,我们采集并分析不同时间段血液的 T1、T2 序列信号,以助于区分急慢性出血。

5.6　继发恶性心脏肿瘤

　　心脏的转移瘤比原发肿瘤更常见。它们可以是肺肿瘤、纵隔肿瘤、淋巴瘤等,直接侵犯心包,或经肺静脉侵犯左心室(图 5.9,箭头),或远隔转移

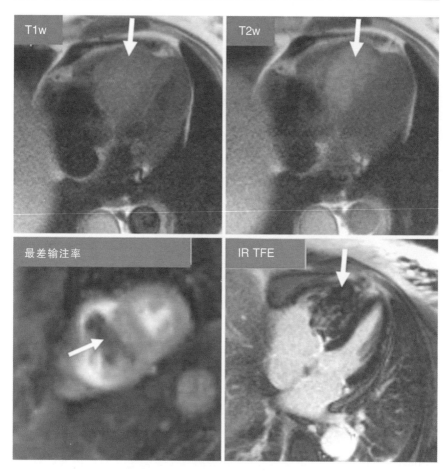

图 5.7　左心室肉瘤不同序列层面(箭头)。

(图 5.10,白箭头)。

5.7　非肿瘤性肿块或假肿块的诊断

　　由于 MR 具备广泛的视野和良好的组织对比度等优势,因此,在非肿瘤性肿块放射影像诊断中,具有重要的应用价值,并且超声心动图更容易受非肿瘤的结构干扰,如食管裂孔疝、心外膜脂肪和心包囊肿。MR 也有助

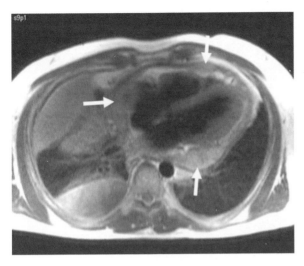

图 5.8　继发恶性心包肿瘤患者 T1w–TSE 序列横断面显示，心包不规则增厚，信号不均(箭头)。

表 5.5　不同血液成分 CMR 表现

时期	时间	血红蛋白状态	T1w	T2w
急性期	<24 小时	氧合血红蛋白	中等信号	中等信号
亚急性早期	3~4 天	脱氧血红蛋白	高信号	中等信号
亚急性晚期	4~14 天	高铁血红蛋白	中等信号	高信号
慢性期	<14 天	含铁血黄素	低信号	低信号

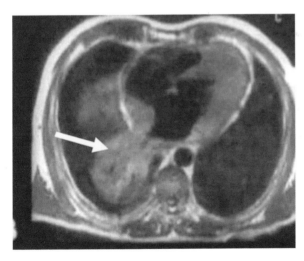

图 5.9　肺癌患者 T1w–TSE 序列显示，肿瘤通过肺静脉侵犯心脏(箭头)。

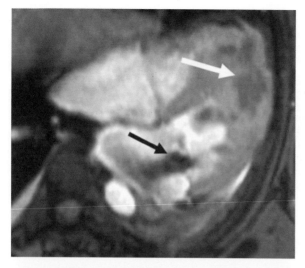

图 5.10 四腔心层面 SSFP cine 序列显示,转移性心肌肿瘤(白箭头)。信号缺失可能由严重的二尖瓣反流导致,也可能继发于肿瘤形成过程中左心室心肌和乳头肌的变形(黑箭头)。

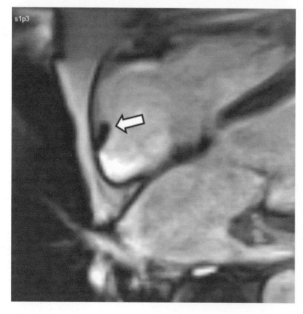

图 5.11 以心房为中心的 SSFP cine 序列显示,与右心房壁相连的突出的界嵴(箭头)。

于诊断所谓的心脏"假瘤",如右心房界嵴,它是正常的心脏结构产生的肿块图像(图 5.11)。

(李冰 许小燕 译 牛家成 校)

参考文献

1. Fussen S, de Boeck BWL, Zellweger MJ, Bremerich J, Goetschalckx K, Zuber M et al (2011) Cardiovascular magnetic resonance imaging for diagnosis and clinical management of suspected cardiac masses and tumours. Eur Heart J 32:1551–1560
2. Hoey ETD, Shahid M, Ganeshan A, Baijal S, Simpson H, Watkin RW (2014) MRI assessment of cardiac tumors: part 1, multiparametric imaging protocols and spectrum of appearances of histologically benign lesions. Quant Imaging Med Surg 4:478–488
3. Hoey ETD, Shahid M, Ganeshan A, Baijal S, Simpson H, Watkin RW (2014) MRI assessment of cardiac tumors: part 2, spectrum of appearances of histologically malignant lesions and tumour mimics. Quant Imaging Med Surg 4:489–497
4. Motwani M, Kidambi A, Herzog BA, Uddin A, Greenwood JP, Plein S (2013) MR imaging of cardiac tumors and masses: a review of methods and clinical applications. Radiology 268:26–43
5. O'Donnell DH, Abbara S, Chaithiraphan V, Yared K, Killeen RP, Cury RC et al (2009) Cardiac tumors: optimal cardiac MR sequences and spectrum of imaging appearances. Am J Roentgenol 193:377–387

第**6**章

大血管 CMR 研究方案

Guillem Pons-Lladó

6.1 概述

　　磁共振是一种非常适合研究大血管疾病的技术,它可以针对不同的血管疾病来应用个性化的检查模式。

　　但不是所有涉及大血管的病变都属于心脏成像的范畴,如肺栓塞,通常来说,肺栓塞不属于心脏病学领域。为此,在本章中,我们将主要描述目前 CMR 在累及大血管结构的疾病中的应用。

6.2 胸主动脉的研究

6.2.1 主动脉瘤

　　在获得性胸主动脉疾病中,CMR 常用于主动脉扩张、动脉瘤的诊断或随访。虽然对比增强 MRI 血管成像是一种选择,但我们认为遵循以下扫描方案,balanced-FFE cine 序列同样可以对绝大多数节段性主动脉扩张的病

G. Pons-Lladó, MD, PhD
Cardiac Imaging Unit, Cardiology Department, Hospital de la Santa Creu i Sant Pau,
Universitat Autònoma de Barcelona, Barcelona, Spain
e-mail: gpons@santpau.cat

例进行充分的研究：

　　1.通常在横断面、矢状面和冠状面定位标准平面。

　　2.冠状位电影序列在轴位像上定位(图 6.1,左),包括左心室流出道、

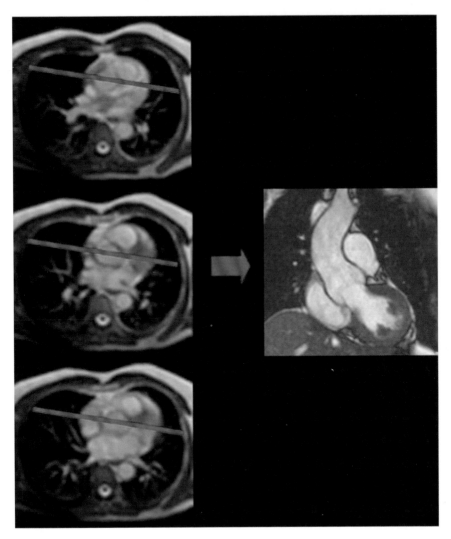

图 6.1　在轴位像上规划 SSFP cine 序列(左图,红线),所得平面(右图)与主动脉根部纵轴平行。

主动脉根部,尽可能包括升主动脉,由此产生的斜冠状面对应主动脉根部和升主动脉的纵切面(图 6.1,右)。

3.根据上一步获得的图像规划矢状位电影序列(图 6.2,左),由此产生的斜矢状面是与上一步获得图像相垂直的纵切面(图 6.2,右)。

4.用前面获得的两个平面双角度定位(图 6.2,左),我们可以获得主动脉根部水平的横断面(图 6.3,右),我们可以利用它判断主动脉窦的对称性,测量主动脉根部最大直径,也可在电影序列研究主动脉瓣的形态和功能。这不但容易发现主动脉根部是否存在完全性或局限性扩张(图 6.4,白箭头),而且有助于对主动脉瓣的分析(图 6.4,黑箭头)。

5.胸主动脉研究中为了标准化测量需要增加一个电影序列。沿肺动脉主干横向定位(图 6.5,左),可获得升主动脉及降主动脉的横断面(图 6.5,右),用于数据测量。

6.在轴位和矢状位平面定位像上检查主动脉弓和降主动脉近端(图6.6,箭头),如发现异常况,可以定位需要增加电影序列。

本研究方案提供了胸主动脉各节段可测量的图像(即主动脉根部、窦管交界处、主动脉升部、主动脉弓、主动脉降部),可为获得性主动脉瘤的进一步随访提供适当的参考。然而,在血管不规则增粗或扭曲的情况下,必须进行具有 3D 重建功能的常规 MR 血管造影(图 6.7)。

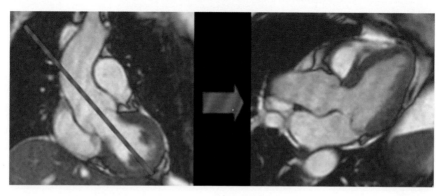

图 6.2　规划主动脉根部长轴切面(右图),所得平面与图 6.1 左图垂直(左图,红线)。

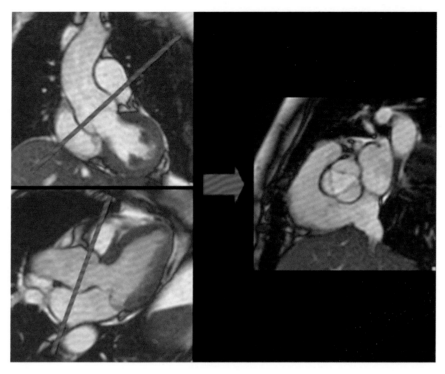

图 6.3　在图 6.1 和图 6.2 得到的长轴位图像上双角度(红线)定位,获得主动脉根部横断面(右图)SSFP 电影序列。

6.2.2　主动脉夹层

　　主动脉夹层常规需要 MRA 检查,其特征性表现,真腔显示为高信号(图 6.8,白箭头),假腔显示为低信号(图 6.8,黑箭头),当假腔内血栓形成时,可以导致假腔内无对比剂充盈(图 6.8,星号)。

　　必须仔细观察整个血管成像的每一层面,目的在于发现撕裂的主动脉内膜(图 6.9,箭头)。CMR 常用于主动脉夹层修复患者的术后随访,并且这类患者的观察重点为主动脉进行性扩张程度,因此,在上述标准平面上精确测量血管直径尤为重要。

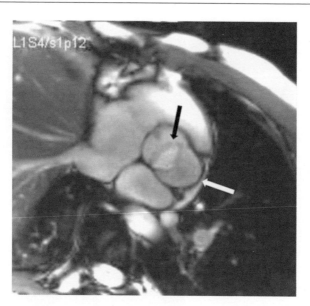

图 6.4 主动脉根部横断面 SSFP 电影序列,可见主动脉瓣(黑箭头)和左冠状窦的主动脉瘤(白箭头)。

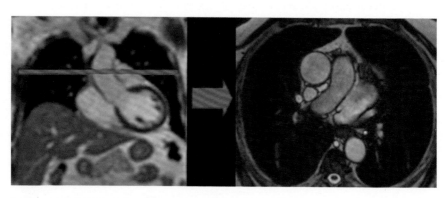

图 6.5 在冠状位定位像上规划 SSFP 电影序列(左图,红线),获得升主动脉及降主动脉的横断面(右图)。

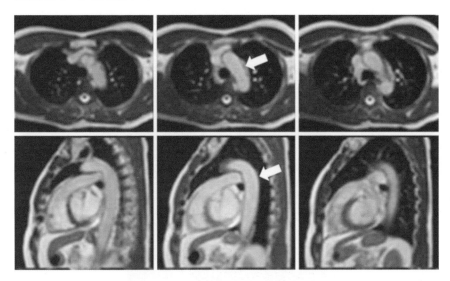

图 6.6　一组可显示主动脉弓和降主动脉(箭头)的横断位(上组图)及矢状位(下组图)定位像。

临床怀疑没有内膜撕裂的主动脉壁病变,如壁内血肿,需要在轴位多层 T1w–TSE 序列上进行形态学研究，该序列可以发现主动脉壁的异常增厚(图 6.10,箭头)。

6.3　肺静脉研究

肺静脉消融术的广泛使用激发了对肺静脉影像学评价方法的兴趣。MR 肺静脉对比增强造影常在冠状位原始图像或三维重建图像上进行分析(图 6.11)。

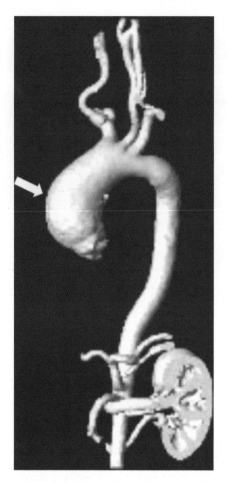

图 6.7   升主动脉动脉瘤(箭头)MR 造影三维重建。

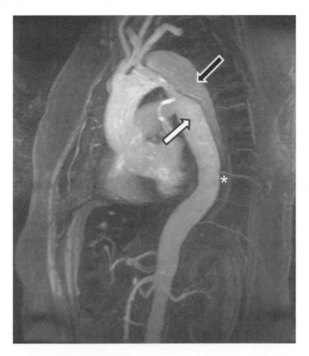

图 6.8　主动脉夹层 MR 血管造影 MIP 重建,显示真腔(白箭头)和假腔(黑箭头),在假腔内暗信号区(星号)表明血栓形成。

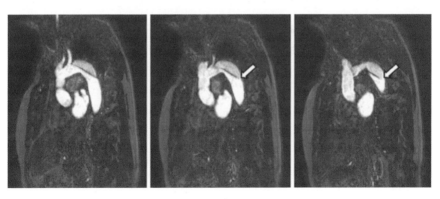

图 6.9　主动脉夹层对比增强 MR 血管造影显示,主动脉内膜撕裂(箭头)。

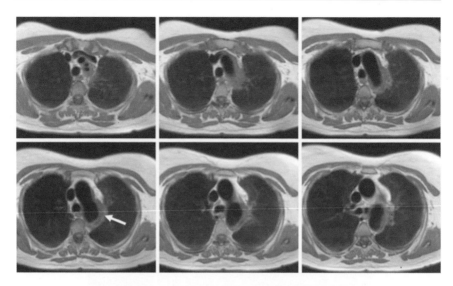

图 6.10 T1w-TSE 序列横断面显示，主动脉壁新月形增厚，壁内血肿为均匀中等信号。

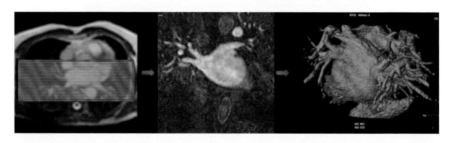

图 6.11 MR 肺静脉对比造影：横断位定位像上规划一组冠状位层面（左图，红线），所得层面（中间图）和 3D 重建图像（右图）。

（谢斌 许小燕 译　申永来 校）

参考文献

1. Davies AE, Lewandowski AJ, Holloway CJ, Ntusi NAB, Banerjee R, Nethononda R et al (2014) Observational study of regional aortic size referenced to body size: production of a cardiovascular magnetic resonance nomogram. J Cardiovasc Magn Reson 16:9
2. Grotenhuis HB, de Roos A (2011) Structure and function of the aorta in inherited and congenital heart disease and the role of MRI. Heart 97:66–74
3. Litmanovich D, Bankier AA, Cantin L, Raptopoulos V, Boiselle PM (2009) CT and MRI in diseases of the aorta. Am J Roentgenol 193:928–940

第 **7** 章
瓣膜病 CMR 研究方案

Francesc Carreras，Guillem Pons-Lladó

7.1 概述

虽然多普勒超声心动图是研究任何类型心脏瓣膜疾病的首选技术，但是 CMR 可作为超声检查的补充，提供重要的定量化信息资源。

所有 CMR 心瓣膜病研究策略都基于 Balanced TFE 序列、流速图或相位对比法这些 MR 技术。借助每一种技术，或者多种技术的组合，我们可以获得瓣膜关闭不全时的瓣膜形态学和动力学、心室容积和功能、反流量和反流分数(RF)的信息。

7.2 房室瓣膜反流研究

7.2.1 二尖瓣关闭不全

1. 当获得常规定位像后，本研究方案首先从完整的长轴、短轴位 Balanced TFE 电影序列开始计算左心室的容积，评价左心室的功能(见图

F. Carreras, MD, PhD • G. Pons-Lladó, MD, PhD (✉)
Cardiac Imaging Unit, Cardiology Department, Hospital de la Santa Creu i Sant Pau,
Universitat Autònoma de Barcelona, Barcelona, Spain
e-mail: gpons@santpau.cat

1.3 至图 1.7)。

2.通过分析运动状态下的长轴电影序列以寻找湍流的信号。湍流表现为信号丢失区域(信号缺失),与正常层流的均匀高信号形成对比(图 7.1,箭头)。根据信号缺失的宽度、深度和扩展特征,我们可以估计二尖瓣反流的程度,然而,这不能作为对二尖瓣关闭不全进行分级的可靠方法。除了标准的长轴电影序列,我们建议同时获取二腔心与四腔心相关的中间切面(即三腔心),以揭示二尖瓣的形态异常,如其中一叶瓣膜的脱垂(图 7.2,白色箭头)。

3.接下来,在升主动脉的一个平面上获得相位对比序列(见图 1.24)。在幅度图及经设备转换成的相位图像上追踪血管区域(图 7.3,上),获得血流量曲线(图 7.3,下),由此可以计算出主动脉收缩末期容积。二尖瓣的反流量可以用左心室每搏输出量减去主动脉收缩末期容积来计算。左心室每搏输出量可通过一组心室短轴平面计算得到的(见图 1.10)。在瓣膜关闭不全的情况下,二尖瓣反流分数(RF)等于反流量与左心室每搏输出量之比。若 RF 值<15%时,轻度反流;若 RF 值为 16%~25%,则为轻度至中度反流;若 RF 值为 26%~45%,则为中到重度反流;若 RF 值>45%时,则为重度返流。为使计算可靠,我们必须准确测量左室舒张末期和收缩末期容积,尤其对短轴电影序列中基底部层面心内膜边界的勾画(见图 1.11)。

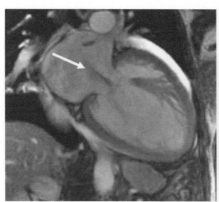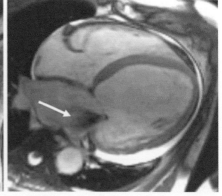

图 7.1　二尖瓣反流患者 SSFP 电影序列收缩期长轴面图像:信号缺失(箭头)代表湍流。

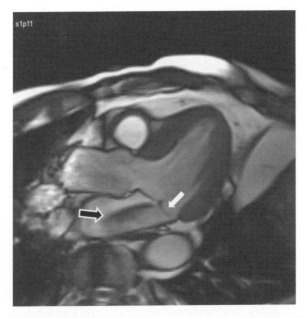

图 7.2　二尖瓣后叶脱垂（白箭头）伴二尖瓣偏心性高速反流（黑箭头）患者收缩期 SSFP 电影序列三腔心平面图像。

7.2.2　三尖瓣关闭不全

三尖瓣关闭不全同样会产生湍流，也会导致长轴位四腔心的 Balanced TFE 序列中出现信号缺失（图 7.4，箭头）。在这种情况下，为了定量计算右心室容积（见图 1.10），我们需要采集完整的心室短轴面电影序列图像，由此算出右心室每搏输出量。在这种情况下，相位对比序列垂直于主肺动脉（见图 1.25），获得主肺动脉的横断面（图 7.5，上），由此得到主肺动脉血流量曲线（图 7.5，下），并估算出主肺动脉收缩末期容积。因此，三尖瓣反流量的计算是通过右心室每搏输出量减去主肺动脉收缩末期容积，而三尖瓣反流分数则是反流量与右心室每搏输出量之比。

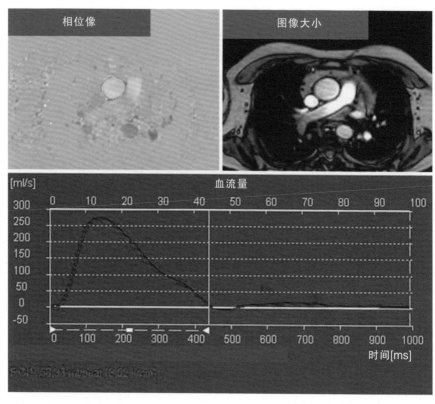

图 7.3 升主动脉的横断面相位对比序列图像(上图)以及由此生成的血流量曲线(下图),通过血流量曲线可计算主动脉收缩末期容积。

7.3 动脉瓣反流研究

7.3.1 主动脉瓣关闭不全

1.研究方案首先利用完整的纵向短轴位的 Balanced TFE 电影序列图像(快速梯度回波序列)计算左心室的容量,评价左心室的功能(见图 1.3 至图 1.7)。

2.适当的主动脉瓣反流 CMR 研究必须按照第 5 章描述方案对胸主动

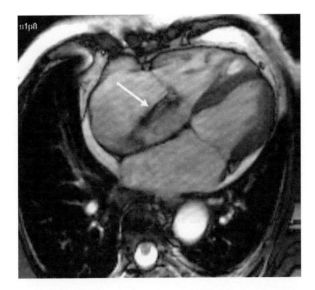

图 7.4　三尖瓣反流患者收缩期末期 SSFP 电影序列四腔心图像：信号缺失（箭头）代表湍流。

脉进行检查，尤其是应包括主动脉瓣、主动脉根部和升主动脉（见图 6.1 至图 6.3）。瓣膜层面可以研究主动脉瓣的形态和检测可能的二叶式主动脉瓣（图 7.6），而在主动脉瓣平面上的纵向层面中，可能会出现因主动脉瓣反流产生的湍流导致的信号缺失（图 7.7，箭头）。正如前面提到的，这有助于反流的定性分级。

　　3.我们研究主动脉返流的方案主要包括以下 3 个平面的相位对比序列：

　　• 首先，通过在先前采集的主动脉根部和升主动脉电影平面上的窦管交界处双角度定位（图 7.8）。这个定位是血流速度图检测由主动脉瓣关闭不全造成的舒张期逆行性血流最敏感的位置。主动脉瓣反流量可以直接由逆行血流量曲线计算确定，反流分数（RF）是舒张期逆行性血流与收缩期顺行血流之比（图 7.9，下）。当 RF 值<10%时，诊断为轻度主动脉瓣反流；当 RF 值为 11%~19%时，则为轻度至中度反流；当 RF 值为 20%~29%时，则为中度反流；当 RF 值>30%时，为重度反流。

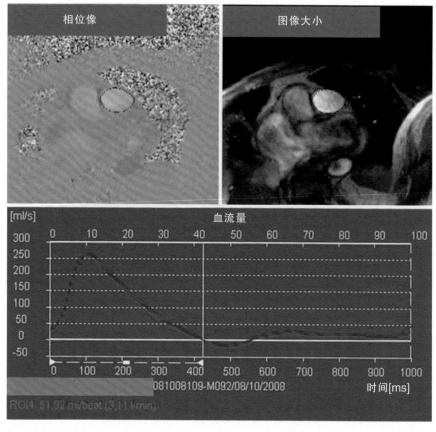

图 7.5　主肺动脉横断面相位对比序列图像(上图)以及由此生成的血流量曲线(下图)，通过血流量曲线可计算主肺动脉收缩末期容积。

• 其次,我们在标准主肺动脉轴位像的升主动脉上(见图 1.24)进行速度图像研究。在升主动脉上,我们追踪的感兴趣区(图 7.10,上图黑箭头),以检测主动脉反流量,并与在窦管交界处获得的数据进行对比分析。同一平面还可以同时检测胸降主动脉(图 7.10,上图白箭头),胸降主动脉的流速图(图 7.10,下图)包括了与主动脉瓣关闭不全相关的信息。因此,该平面反流量绝对值>10mL,可以推断主动脉瓣至少存在中度关闭不全,而观察到降主动脉全舒张期的反流是严重主动脉瓣关闭不全的敏感性和特异

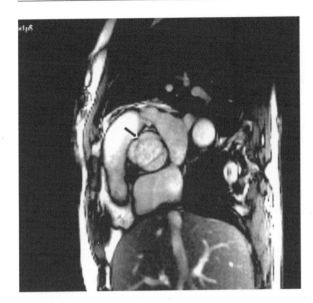

图 7.6　二叶式主动脉瓣患者主动脉根部横断面收缩期 SSFP 电影序列图像。纤维脊表明先天性的冠瓣尖部融合(箭头)。

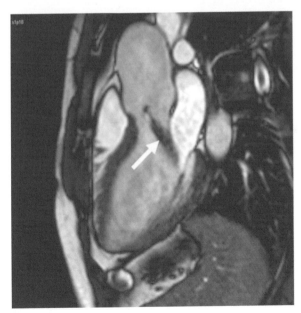

图 7.7　主动脉反流患者舒张期长轴三腔心 SSFP 电影序列图像显示，湍流造成的信号流空(箭头)。

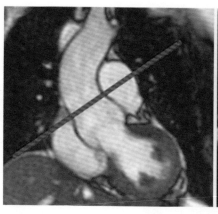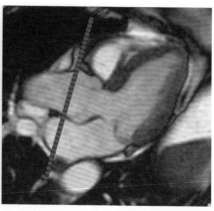

图 7.8　通过主动脉根部垂直长轴平面双角度计划主动脉窦管交界横断面上的相位对比研究。

性征象。

- 最后,我们要获取主肺动脉的流速像(图 7.5),以获得肺动脉收缩容积。与主动脉相比,它可以作为双重检测,因为它代表主动脉有效收缩容积(顺行容积减去反流容积)。

7.3.2　肺动脉瓣关闭不全

从诊断的角度来看,肺动脉瓣反流对于某些手术矫正后的先天性心脏病患者而言,尤其是法洛四联症患者更有意义。与其他瓣膜功能的检查一样,我们通过在心室短轴位上进行完整的电影序列,计算右心室容积(见图 1.10)。相位对比序列垂直于主肺动脉(见图 1.25),并从中获得血流量曲线(图 7.11,右),从而估算出肺动脉反流分数。当 RF 值<20%时,轻度反流;当 RF 值为 20%~40%时,中度反流;当 RF 值>40%时,重度反流。

7.4　瓣膜狭窄研究

虽然和多普勒超声心动图相比,CMR 在瓣膜狭窄研究中相对处于劣势,但是,它可以通过定向于瓣膜平面(图 7.12,箭头)的 Balanced TFE 电

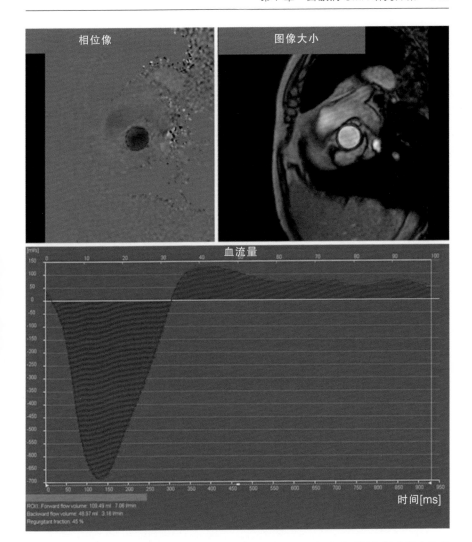

图 7.9　如图 7.8 中计划的相位对比研究。血流曲线图(下图)展现了舒张期逆行血流量(正曲线),对应主动脉反流量。

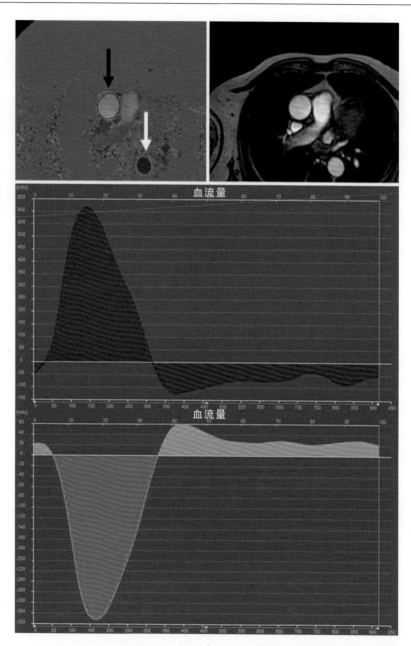

图 7.10 在包括升主动脉(黑色箭头)和降主动脉(白色箭头)的横断面上进行相位对比研究。主动脉反流引起的舒张期逆行容积在两者中(中图和下图)都可以测量。

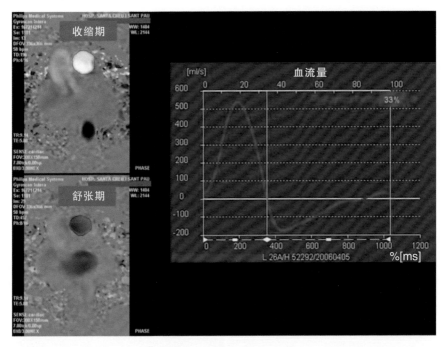

图 7.11　肺动脉关闭不全情况下的主肺动脉的相位对比研究：收缩期和舒张期的相位对比序列(左图)显示了每个时间间隔内血流方向相反(分别为亮信号和暗信号)。生成的血流量曲线可以估算顺行容积和逆行容积和两者之比,也就是反流分数。

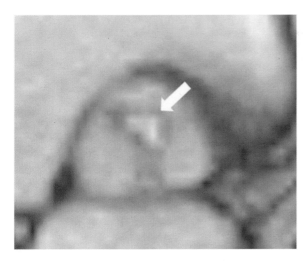

图 7.12　主动脉瓣膜狭窄患者瓣膜横断面上收缩期 SSFP 电影图像,可测量最大瓣膜口面积(箭头)。

影序列获得瓣膜形态和有效瓣膜面积的信息,同样也可以利用垂直于通过平面血流方向的相位对比序列获得血流速度的信息。该序列相位图既可以揭示跨瓣膜血流轮廓,展现瓣膜口的形状,如由二尖瓣造成的主动脉瓣狭窄(图 7.13,左上图箭头),也可以计算最大的跨膜流速(图 7.13,下图)。如果设置的速度编码值(VENC)低于最大血流速度,相位信号就会产

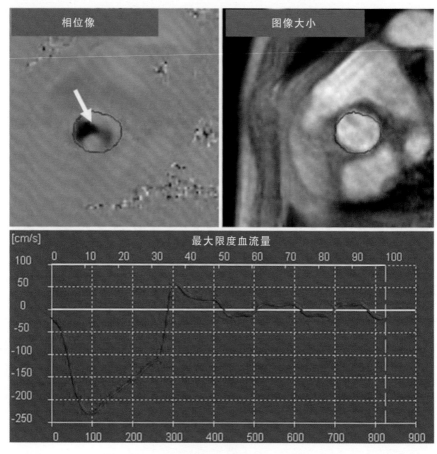

图 7.13　主动脉瓣膜狭窄和二尖瓣膜狭窄患者窦管交界平面进行相位对比研究规划。在相位图像中,可以看到瓣膜开口轮廓(左上图箭头),而流速曲线可以估算最大跨瓣膜压梯度。

生叠加现象(图 7.14a,上图箭头),这会使血流量曲线发生改变(图 7.14a,下图箭头)。这种情况下,必须不断增加速度编码值直到混淆信号消失(图 7.14b)。

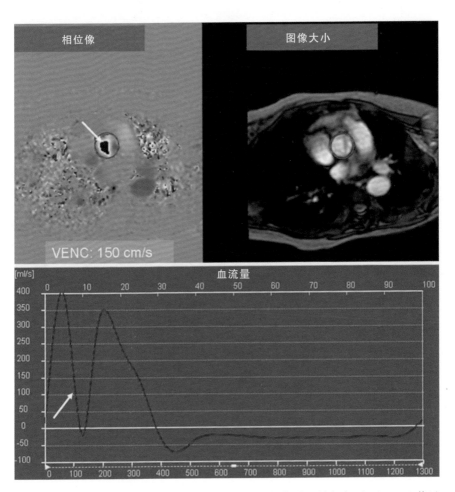

图 7.14　(a)主动脉瓣膜狭窄患者窦管交界平面的相位对比研究中,由于 VENC 值过低(150cm/s)出现了叠加现象(左上图,箭头),从而导致血流量曲线扭曲(下图,箭头)。(b)将 VENC 值增加到 200cm/s 进行相同的研究,混叠效应和血流伪影消失,从而可以可靠地估算血流量。(待续)

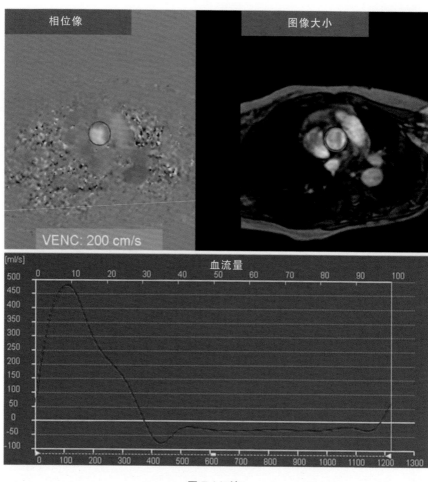

图 7.14（续）

（谢斌 闫晴晴 译　牛家成 校）

参考文献

1. Bolen MA, Popovic ZB, Rajiah P, Gabriel RS, Zurick AO, Lieber ML et al (2011) Cardiac MR assessment of aortic regurgitation: holodiastolic flow reversal in the descending aorta helps stratify severity. Radiology 260:98–104
2. Cawley PJ, Maki JH, Otto CM (2009) Cardiovascular magnetic resonance imaging for valvular heart disease: technique and validation. Circulation 119:468–478

3. Chan KMJ, Wage R, Symmonds K, Rahman-Haley S, Mohiaddin RH, Firmin DN et al (2008) Towards comprehensive assessment of mitral regurgitation using cardiovascular magnetic resonance. J Cardiovasc Magn Reson 10:61
4. Gabriel RS, Renapurkar R, Bolen MA, Verhaert D, Leiber M, Flamm SD et al (2011) Comparison of severity of aortic regurgitation by cardiovascular magnetic resonance versus transthoracic echocardiography. Am J Cardiol 108:1014–1020
5. Myerson SG (2012) Heart valve disease: investigation by cardiovascular magnetic resonance. J Cardiovasc Magn Reson 14:7

第8章
先天性心脏病 CMR 研究方案

Alberto Hidalgo

8.1 概述

近几十年来,人们在小儿心脏病和心脏外科手术领域取得了一定的进展,使得很多先天性心脏病(CHD)患者能够活到成年期。这些患者中的一部分在生命的前几年接受了姑息性手术,因此我们需要通过成像技术对其进行后续研究,为他们提供优化的治疗方案和计划进一步的外科手术。尽管心血管磁共振(CMR)因其多功能性和多种诊断可能性而成了一项检查技术,而且能为患者提供诊断方面的有用信息,使得患者对该技术的需求度越来越高,但超声心动图仍是 CHD 诊断的前沿方法。与任何其他的技术一样,CMR 也存在一些局限性,但幸运的是,多排螺旋 CT 的最新发展使得这一技术有可能被应用于 CHD 患者病情管理的成像诊断资源中。

CMR 在 CHD 领域的应用具有很多优势。首先,CMR 是一种标准技术,因为它在测量心室,特别是右心室的体积和功能分析时,具有可靠性和可重复性,这是其他技术难以分析的。这一信息对于 CHD 患者来说至关重

A. Hidalgo, MD, PhD
Cardiac Imaging Unit, Radiology Department, Hospital de la Santa Creu i Sant Pau,
Universitat Autònoma de Barcelona, Barcelona, Spain
e-mail: JHidalgoP@santpau.cat

要，因为许多临床决策是基于右心室容积或射血分数随时间的变化而做出，而非基于绝对值。此外，CMR 没有电离辐射，这为那些可能会终生接受重复检查的 CHD 患者提供了便利。尽管经胸超声心动图非常适合新生儿的检测，但是在成年人患者中，尤其是那些有手术史的患者中，超声心动图会因为视野缩小和声学窗不够理想而产生一些局限性。另一方面，CMR 具有广阔的视野和多平面成像的优势，这正是研究心内、外结构解剖关系的基础。

冠心病患者 CMR 的局限性主要是因心律失常和呼吸运动引起的伪影会对成像造成干扰。尽管我们并未禁止体内有金属支架或人工瓣膜的患者进行 CMR 检测，但不可否认的是，这些情况可能会引起磁敏感伪影。

尽管我们在此只讨论了一部分序列，但是第 1 章讨论过的所有心脏扫描序列都有利于我们对 CHD 患者的研究。① 例如，"黑血"TSE(快速自旋回波)不但有助于形态学研究，在许多情况下，其包括的解剖结构之间关系相当复杂，而且有助于计划其他的序列；②尽管在某些情况下，可能需要根据特定疾病执行其他特定序列，但通常 Balanced TFE(超快速梯度回波)电影序列被用于常规的解剖平面(二腔心位、四腔心位和短轴位)；③相位对比序列可以研究自身血管和移植血管中的血流方向、血流速度和血流量，也有助于研究瓣膜狭窄、瓣膜反流以及肺循环和体循环血流量的比值(Qp/Qs)，Qp/Qs 可以用来判断心内和心外异常分流；④最后，MR 对比剂造影可以获得胸部血管详细的解剖信息，评估肺动脉主干及其分支的大小和分布，还可以显示主肺动脉侧支循环。

8.2　先天性心脏病 CMR 研究的连续节段分析

心脏解剖结构的连续节段分析使我们以一种简单易懂的方式识别并正确分类 CHD。在此种情境下，必须要用系统方法描述的 3 个解剖区域是内脏-心房位、房-室连接以及大动脉的位置和连接。

8.2.1　确定内脏-心房位

内脏-心房位存在以下 3 种类型：正位(S,-,-)、反位(I,-,-)或不定位

(A,−,−)。位置类型由心房和相邻器官的相对位置来定义。为此,我们要正确识别左、右心房。右心房的心耳呈宽三角形,而左心耳呈细长指状。如果通过上述方法无法准确识别出左心房和右心房,我们可以考虑以其他器官的位置作为辅助,如支气管树和肺动脉以及肝、胃和脾脏的位置。在正常正位类型下,右心房和肝脏位于右侧,而左心房、胃和脾脏位于左侧(图 8.1,左)。右肺有三叶,左肺只有两叶,右肺动脉位于与右主支气管(动脉上支气管)平齐,而左肺动脉位于左主支气管(动脉下支气管)的上方。在反位时,解剖结构正好与正位时相反(图 8.1,中)。当既不是正位也不是反位时,那就称之为不定位或者内脏异位综合征(图 8.1,右)。内脏不定位除了包括其他类型的心脏畸形之外,还经常伴有心脏外畸形(脾脏异常、胆道闭锁和肠旋转不良)。

8.2.2　确定房室连接关系

从胚胎学来讲,上心血管结构是从原始心管发育而来的,在其进化过程中,原始心管会向右旋转形成 D 环(−,D,−),但是在异常的情况下,也会向左旋转形成 L 环(−,L,−)。这决定了心房和心室之间连接关系。对于房室连接关系的研究,最重要的是从解剖层面上区分右心室和左心室。右心室形态呈三角形,有小梁壁及节制索(图 8.2,左图箭头)的存在而被识别。从形态上看,左心室的室壁更加光滑。另外,右心室的乳头肌附着于游离壁和隔侧壁上(图 8.3,箭头),而左心室只有游离壁上才有乳头肌。识别三尖瓣和二尖瓣也是有帮助的,因为二尖瓣从解剖结构来说属于左心室,而三

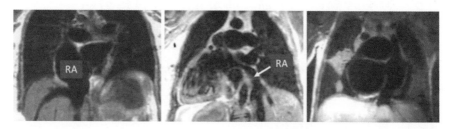

图 8.1　冠状面上的黑血 T1w SE 序列显示,右心房(RA)在正位(左)和反位(中)中的位置,而在不定位状态下(右),右心房和左心房没有明显的区别。

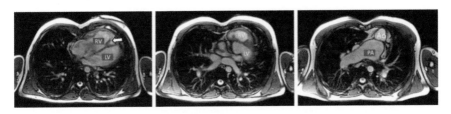

图 8.2　标准横断面上的 SSFP 电影序列图像用于对心脏结构的节段分析（请见正文解释）。通过节制索（左图，箭头）的存在确定右心室(RV)，而且右心室和主动脉(Ao)相连，同时左心室(LV)和肺动脉(PA)相连，这与大动脉转位相一致。

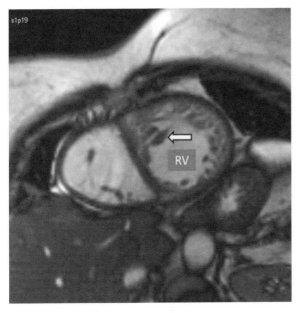

图 8.3　在短轴位上 SSFP 电影序列图像：通过室间隔附近的乳头肌(箭头)识别右心室(RV)。

尖瓣属于右心室；三尖瓣的特征是三尖瓣环的隔瓣抵止点(图 8.4，箭头)相对于二尖瓣环位置下移。当形态学右心房与形态学右心室相连接时，房室连接相适应，否则，房室连接不适应(图 8.4)。

8.2.3　确定大血管的起源和位置

主动脉和肺动脉的位置关系可能是正常的(正位)(-,-,S)、反位(-,

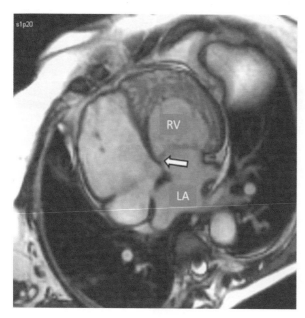

图 8.4 在四腔位上的 SSFP 电影序列图像 三尖瓣(箭头)是根据其相对于二尖瓣与心尖的位置识别的。三尖瓣与左心房(LA)相连,但其仍为右心室(RV)解剖的一部分,在这种情况下,我们可以诊断为心室反向。

−,I)、D 型转位(−,−,DTGV)、L 型转位(−,−,LTGV)、D 型错位(−,−,DMGV)、L 型错位(−,−,LMGV)。血管错位是指无法判断大血管起源于哪个心室或从哪个心室中流出。血管转位是指主动脉从右心室流出,肺动脉从左心室流出。血管转位分为两种:D 型转位(S,D,DTGV)和 L 型转位(S,L,LTGV)。在 D 型大血管错位(完全性大血管错位)的情况下,房室连接正常,但是主动脉位于肺动脉的前方从右心室流出(图 8.2,中和右)。在 L 型大血管错位(矫正性大血管错位)的情况下,大血管和心室之间的连接不一致,但是因为房室连接不一致(L-loop),血液循环得到了生理矫正(大血管转位的矫正或两次连接不一致)(图 8.5)。

8.3 评估冠状动脉起源

一支或多支冠状动脉异常起源于 Valsalva 窦并非十分罕见,无论是单独发生,还是伴随着其他先天性心脏疾病出现,目前人群中将近 1% 的个体会患有这种病。患病者的潜在临床症状存在差异,但是患有某种特殊类型

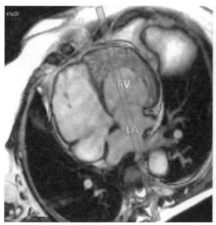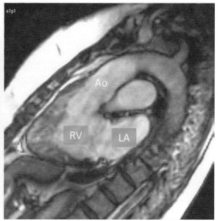

图 8.5　在图 8.4(左图)中,垂直长轴方向规划右心室 SSFP 电影序列。由此生成的平面(右图)显示,主动脉(Ao)起源于右心室,虽然经过右室,但由于血流来自左心房,流经主动脉的是氧化血,所以,这种血管转位被称为矫正性大血管转位。

的患者会有猝死的危险。CMR 通过整个心脏冠状动脉 MRA 序列,可以识别来自主动脉瓣根部及其近端的冠状动脉血管的起源,从而可以检测出异常的解剖结构(图 8.6)。

　　虽然 MDCT 在诊断冠状动脉方面具有优势,但是 MRA 作为 CMR 全面检查的一部分,可以确定血管的起源,从而排除某些会导致猝死的结构。

8.4　CMR 在最常见先心病类型中的应用

8.4.1　心内和心外分流

　　房、室间隔缺损以及动脉导管未闭是最常见的非发绀型 CHD。它们引起血液的左向右分流,进而导致心脏容量负荷过重,其严重程度取决于缺损的大小。在这些情况下,CMR 研究旨在实现以下目标:

　　• 心室容积的评估。分流研究的一个重要部分是评估分流对右心室和(或)左心室容积的影响,影响的大小取决于分流的位置。我们可以应用在第 1 章描述的心室容积和功能的研究方案。

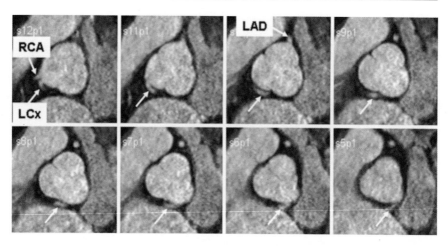

图 8.6　用于研究冠状动脉起源的主动脉瓣根部完整的心脏 MRA 序列切面。左旋支 (LCx) 独立于右冠状动脉 (RCA) 异常起源于 Valsalva 右窦,同时,左前降支 (LAD) 起源于左冠状窦。左旋支发出后,沿着主动脉根部和两个心房 (未标记的箭头) 之间向心脏的左外侧方正常位置走行。

　　• 缺损的可视化。根据待研究的特定缺损来定向的 Balanced TFE 电影序列是比较适合的。对于继发孔型房间隔缺损,四腔位电影序列是有用的 (图 8.7,箭头),但是我们也建议做一系列垂直于主动脉根部长轴线的多电影层面 (图 8.8,左),因为这可以完整扫描整个房间隔,以便于我们检测缺损,并且还可以使我们看到血液分流到右心房时的信号缺失 (图 8.8,右图箭头)。用这种策略对房间隔进行全面研究,可以使我们发现房间隔周边区域的缺损,如静脉窦型房间隔缺损 (图 8.9,箭头)。

　　室间隔缺损采用定位于四腔心平面的多层电影序列 (图 8.10,左图箭头),同时通过定位于缺损的短轴层面进一步完善研究 (图 8.10,右)。其次,查看通过缺损处的血液湍流有助于定位 (图 8.11,右图箭头)。

　　我们需要使用 MR 对比血管成像来研究动脉导管未闭,但是对于一定直径的血管,我们可以利用电影序列在主动脉平面将其显示出来 (图 8.12,箭头)。

　　• 计算 QP/Qs 比值。本研究采用沿升主动脉和主肺动脉垂直平面定向

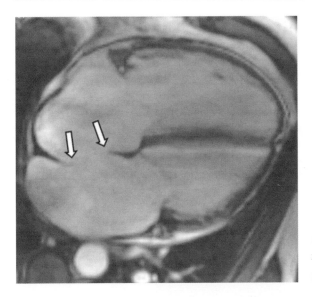

图 8.7 四腔位 SSFP 序列检测到巨大的继发孔型房间隔缺损(箭头)。

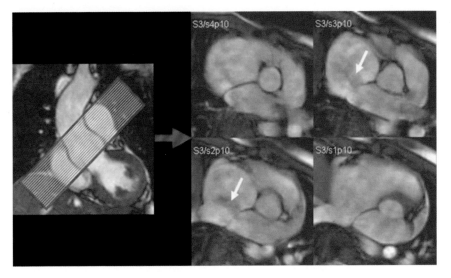

图 8.8 在冠状面上规划一组 SSFP 电影序列，垂直于主动脉根部的纵轴（左图，红线框）。在继发孔类型的房间隔缺损的情况下，所得到的电影层面(右图)允许检测缺损的大小和位置，并且还可以检测通过缺损部位的血流信号缺失(白色箭头)。

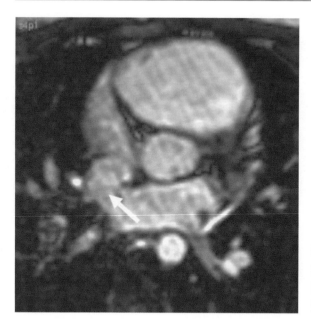

图 8.9　心房平面 SSFP 序列显示，右心房和上腔静脉交界处存在静脉窦型房间隔缺损(箭头)。

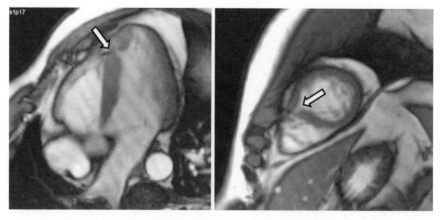

图 8.10　在长轴和短轴 SSFP 电影序列显示,心肌部室间隔缺损(箭头)。

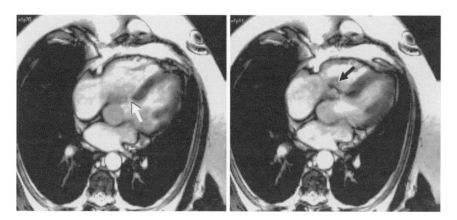

图 8.11 舒张期(左图)和收缩期(右图)SSFP 电影序列显示,膜部室间隔缺损(白色箭头)和由于湍流通过该缺损而产生的信号缺失(黑色箭头)。

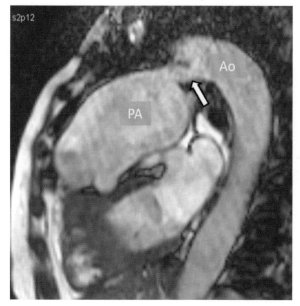

图 8.12 定位于动脉导管未闭平面(箭头)的 SSFP 序列图像,未闭的动脉导管将主动脉弓(Ao)下部与显著扩大的肺动脉(PA)连通。

的相位对比序列进行（见图 1.24 和图 1.25）。在心内左向右分流的情况下，肺动脉的血流量相对于主动脉的血流量随分流量成比例地增加。因此，QP/Qs 比值表达了由于缺陷引起的肺循环超负荷，并可用于量化其严重程度。通过 CMR 来计算这一比值尤其可靠，该技术也被视为以此为目的的参考标准（图 8.13）。

8.4.2　法洛四联症(T4F)

法洛四联症是最常见的发绀型 CHD（约占所有 CHD 的 10 %）。这种畸形的 4 个组成部分是肺动脉狭窄（瓣膜下）、室间隔缺损、主动脉骑跨异常和右心室肥厚。对那些曾在婴儿期接受过手术修复的成人患者，目前的适应证是评估手术修复后的心脏功能。这些患者的 CMR 研究目标为：

• 评估肺动脉瓣功能。T4F 解剖修复术常会导致一定程度的残余肺动脉瓣反流，这在部分患者中可能比较显著。沿着主肺动脉定向的相位对比序列使得我们可以确定肺动脉瓣的反流量和反流分数 （见图 7.11）。CMR

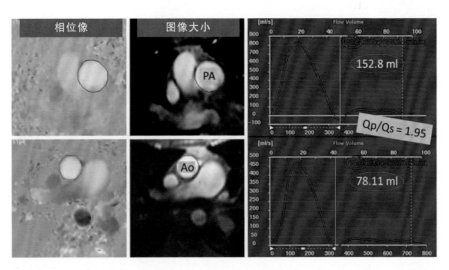

图 8.13　用 CMR 计算肺-体循环血流量比值(QP/Qs)的方法。从肺动脉(PA)和升主动脉(Ao)的横断面获取相位对比序列（左图）；从流量曲线（右图）得到的肺动脉和主动脉收缩期容积比值对应 QP/Qs 比值。

已经成为这一计算的参考标准,这对此类患者的治疗具有重要意义。

• 评估右心室的容积和功能。当肺动脉反流程度超过中度时,右心室容量超负荷可能会较为显著,导致心室扩张并收缩功能下降(图 8.14)。对这些参数的连续测量很重要,因为右心室功能的进行性损害可能会成为这些患者进行肺动脉瓣置换的指征。局域性运动障碍或右心室流出道动脉瘤也是手术的潜在并发症,我们也可以通过 CMR 研究来对它们进行评估。

• 其他并发症的识别。尽管介入后残余的心内分流罕见,但是 CMR 研究可以通过计算 QP/Qs 比值来排除这种可能性。三尖瓣关闭不全通常是由于右心室扩张引起的。尽管其量化不如肺动脉瓣关闭不全的量化可靠,但我们可以结合右心室容积和肺动脉血流量来进行(见第 7 章)。需要通过 CMR 研究评估的其他潜在并发症包括:主动脉根部扩张和室间隔缺损修复后的残余主动脉反流。

8.4.3 主动脉缩窄

MDCT 适用于主动脉缩窄的研究,它可以提供关于畸形的独特解剖信息,包括是否存在侧支循环以及侧支循环的范围。然而,CMR 也可以对狭窄程度及其功能性损害程度进行评级。而且 CMR 研究常应用于手术修复

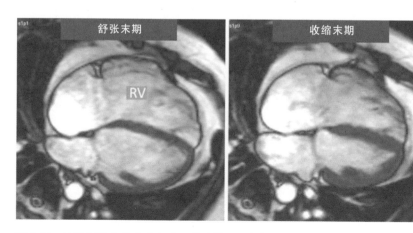

图 8.14 法洛四联症手术后有明显肺动脉反流病例,四腔心切面舒张末期(左图)和收缩末期(右图)SSFP 电影序列图像:注意右心室明显增大,其收缩功能显著降低。

后患者的随访。CMR 的作用主要有以下两个方面:

评估术后狭窄或再狭窄程度

相位对比序列可以在缩窄部位远端垂直于主动脉的方向进行,以测量最大流速,进而测量出通过狭窄处的压力梯度。侧支血流量的大小也可以通过测定缩窄后降主动脉(图 8.15,上)以及横膈水平主动脉(图 8.15,中)的流量来计算。所有从近端到远端样本点血流量的增加都是因为侧支循环绕过缩窄处而向降主动脉的回流导致的(图 8.15,下)。MR 血管造影还可以通过多种显示模式(如 3D 渲染或 MIP)来显示侧支循环(图 8.16)。

既往手术并发症的研究

主动脉缩窄的外科治疗通常包括主动脉狭窄段切除后的端-端吻合术或使用人工血管或血管内支架。一段时间以后,患者可能会出现局部动脉瘤或再缩窄等并发症。因此,术后 CMR 研究(图 8.17)有利于我们在随访中准确识别这些并发症。

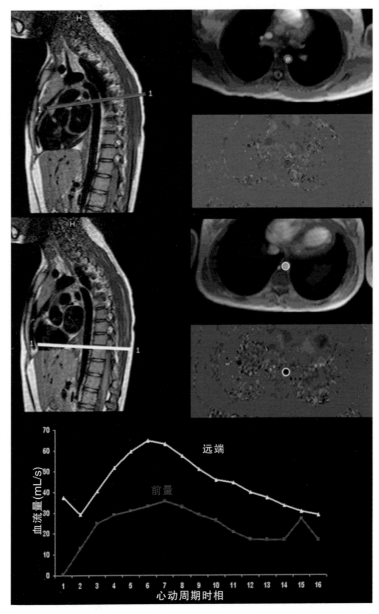

图 8.15　主动脉缩窄时的侧支血流量的计算方法。相位对比序列在狭窄远端的降主动脉的水平(红线,左上图)以及膈肌段血管(白线,中图)进行。两平面的血流量差异(下图)与绕过狭窄的侧支血流量成比例。

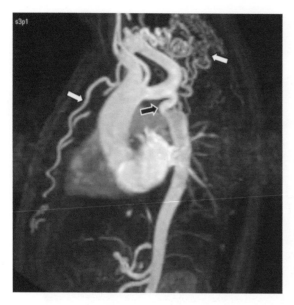

图 8.16　主动脉缩窄的 MR 血管造影的 MIP 重建。所示为狭窄节段的位置和形态(黑色箭头)以及广泛的侧支循环网(白色箭头)。

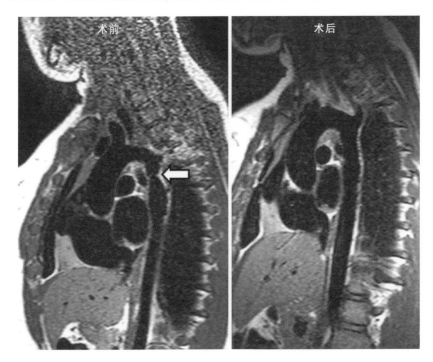

图 8.17 主动脉缩窄患者在手术矫正前 (箭头 , 左图) 和手术矫正后 (右图) 做胸主动脉矢状面黑血 T1w SE 序列。

(谢斌 闫晴晴 译   申永来 校)

参考文献

1. Kilner PJ, Geva T, Kaemmerer H, Trindade PT, Schwitter J, Webb GD (2010) Recommendations for cardiovascular magnetic resonance in adults with congenital heart disease from the respective working groups of the European Society of Cardiology. Eur Heart J 31:794–805
2. Lapierre C, Déry J, Guérin R, Viremouneix L, Dubois J, Garel L (2010) Segmental approach to imaging of congenital heart disease. Radiographics 30:397–411
3. Rajiah P, Kanne JP (2011) Cardiac MRI: part 1. Cardiovascular shunts. AJR Am J Roentgenol 197:W603–W620

第 9 章
心脏计算机断层扫描研究方案

Rubén Leta, Antonio Barros

9.1 概述

心脏计算机断层扫描(CCT)是一种提供心脏和胸部解剖信息的放射技术。在 20 世纪 90 年代末和 21 世纪初,随着设备的技术发展,心脏结构的亚毫米级断层被获取,使这个检查在冠状动脉解剖分析上的应用得以实现。

在这些技术进步之前, 心脏的检查通过电子束 CT 来评估冠状动脉壁钙化的存在和程度。然而,直到 21 世纪初,多排探测器技术提供了足够的空间分辨率和广泛的解剖覆盖范围,才获得了一种可靠的非侵入性冠状动脉血管造影。

现在的 CT 设备能够完成任何类型关于心脏及其相关结构的研究(如心包膜、主动脉、肺动静脉)。因而,根据心血管计算机断层扫描学会提供建议,以下讨论将集中于 CCT 的非侵入性冠状动脉血管造影上。

R. Leta, MD, PhD (✉) • A. Barros, MD
Cardiac Imaging Unit, Cardiology Department, Hospital de la Santa Creu i Sant Pau,
Universitat Autònoma de Barcelona, Barcelona, Spain
e-mail: rleta@santpau.cat

9.2　设备

非侵入性冠状动脉血管造影所需的基本设备，至少由 16 排多层螺旋 CT(MDCT)组成。虽然已经报道了使用 4 排系统进行冠状动脉钙化的检查,但在合理的空间分辨率下纵向轴(Z)覆盖范围不足限制了它对冠状动脉造影术的应用价值。另一方面,即使对于 16 排设备,也需要采集相对较多的心动周期来重建图像,这意味着更长更不稳定的屏气,以及心脏和呼吸运动伪影的可能性。

在几年的时间里,该领域的快速技术发展,已生产出具有 32、64、256 和 320 排探测器,以及双源的 MDCT,这些都大大改变了以前的轴向覆盖范围。现在,间隔一个或两个心动周期即可获得非侵入性冠状动脉造影,其意味着只要非常短的屏气,就有助于提高所获取图像的质量。然而,由于用于心脏成像的设备还不是很普遍,我们可以将 64 排、单射线源设备认为是 CCT 的标准技术。这些设备旋转时间应当 <420ms(理想的是 <350ms),以获得足够的时间分辨率,而探测器厚度应当 <0.75mm,以获得最佳的空间分辨率。当然,必须有与心电图(ECG)同步的适合于心脏检查的软件。在其最基本的形式中,这些系统将利用回顾性重建来执行螺旋采集(在几个心动周期间是连续采集的),具有以剂量调制执行采集以便减少推荐检查的总辐射量。

在本章中,我们将参照特定设备(Philips Brilliance iCT),但提供的信息也适用于其他系统。该设备每旋转一周可获得 256 层图像,旋转一周的时间达到 270ms,轴向覆盖范围为 80mm。

9.2.1　心脏 CT 的辐射剂量

MDCT 的辐射剂量一直是争论的主题,它取决于许多因素:发射器类型(单个射线源、双源)、龙门旋转、滤波器、X 线球管中电流和电压强度、采集的幅度和持续时间、层厚、螺距、采集类型等。

采集类型是辐射剂量的一个重要因素。在具有管电流调制的螺旋采集中,该装置降低心动周期中大部分收缩期球管的电流来减少辐射,然而,该期是冠状动脉受心室收缩而进行运动的时间段,使得该期采集数据不能用于图像重建。相反,在舒张期,冠状动脉较少受到运动影响,系统自动增加管电流为扫描提供足够的水平。利用这种剂量调制,辐射剂量可以降低近50%,而不影响冠状动脉成像的质量,重要的是,能够同时采集整个心动周期中的数据。而在低剂量期(心脏收缩期)采集的图像,可以用于计算心室体积和功能。这种模式的限制是,它仅适用于心律正常和心率(HR)<65 次/分钟(bpm)。

MDCT 的技术进步和多排探测器装置的引入,使采集时间显著减少。此外,前瞻性采集(步进和射击)的引入,甚至可以进一步减少辐射剂量,与常规装置相比,该装置辐剂量减少 80%~90%。在这种类型的采集中,射线的发出被限制在心动周期中非常短的舒张期(在 RR 间期的 70%~80% 内),该时间段是最佳时间段,而且它要求心律规整且 HR <65bpm。另一方面,因为采集被限制到所述的时间阶段,这种检查模式不可以分析心室体积和功能。

管电压的重要性众所周知,辐射剂量与管电压的平方成正比。最近的研究中已经表明,在体重<85kg 和体重指数(BMI)<30kg/m² (非肥胖)的受试者中,心脏研究的电压从 120kV(标准)降低至 100kV,这可以减少约30%的剂量。对于所有这些, 尽管对于显著肥胖的个体仍然需要使用140kV 的电压,其具有改善组织穿透和降低噪声的双重目的,但是该电压水平应当限于该组受试者。

最后,应该提到的是,第四代迭代重建系统的出现,意味着一个新的重要的减少辐射剂量已向前迈出一步。总之,对于没有管调制或前瞻性采集的早期系统,MDCT 冠状动脉造影术的估计辐射剂量可以高达 20mSv,当这些模式可用时,该剂量减少到 1~5mSv。该辐射剂量优于侵入性诊断性冠状动脉造影的剂量,其范围为 2~20mSv。

9.3 患者的准备

9.3.1 预测评估

MDCT 冠状动脉造影术应由知晓该检查益处及潜在风险的医务人员

开出。禁忌证包括已知的先前对碘对比剂的过敏反应、在采集数据过程中无法配合(在检查台上仰卧位置保持不动,或者举起手臂)、不能执行正确的屏气、怀孕、临床不稳定条件(失代偿性心力衰竭、低血压或不可控的心律失常)和慢性肾功能不全,以及肾小球滤过<30mL/min 的非透析患者。

在安排检查时,患者必须充分了解自己的优点和缺点,并签署知情同意书。同样,在检查之前,应该给出明确的说明,包括在检查之前禁食固体食物 4 小时以上,但必须保持足够的摄水量,这是对肾脏保护的公认措施。

9.3.2　患者检查时的准备

患者准备的目的是实现并维持一个稳定的心律, 如有可能, 使 HR < 65bpm(理想的是<60bpm)和一个适当的屏气。应该注意患者的人体测量变量(重量、大小、体重指数),以便调整 X 射线管电流的参数和对比度的体积。BMI <30 的患者可以用较低的电压(100kV)进行检查,这显著降低了有效辐射剂量,而没有图像质量的恶化。而 BMI> 40 的患者,由于预期的图像质量差,不宜行冠状动脉 MDCT 检查。

9.3.2.1 前驱给药

大多数 MDCT 在心律稳定、规则和缓慢(<65bpm)时,可获得高质量的图像。在设备允许情况下,可进行前瞻性采集,从而减少检查的辐射剂量。从这个意义上说,β-受体阻滞药的给药方式仍然是关键的, 美托洛尔是使用最广泛的药剂。其可口服给药(100mg,检查前 1 小时),但是许多人选择在进行扫描之前静脉注射 5mg 的剂量,如果没有达到合适的心律,则以 5分钟的间隔重复注射,最大推荐剂量为 15 mg。美托洛尔在过敏、活动性支气管痉挛或退化性心力衰竭的情况下禁用,在这些情况下,优选使用替代性试剂,如地尔硫䓬或口服伊伐布雷定。

在没有禁忌证的情况下, 在冠状动脉 MDCT 扫描之前服用硝酸甘油,可使血管舒张,提高图像质量,特别值得一提的是,如果患者还接受 β-受体阻滞剂,则可以消除硝酸甘油诱导的可能的反射性心动过速。推荐剂量为舌下含服 400~800μg(1~2 片),图像采集前 5~10 分钟给药。在这些情况下,还需要进行血压监测。

9.3.2.2 对比剂注射

冠状动脉 MDCT 检查实际上是非侵入性血管造影检查，因此，需要注射对比剂以增强冠状动脉血管树的显示。最佳质量的扫描需要动脉内 CT 值至少为 250 亨氏单位（HU）（冠状动脉近段 CT 值>350HU）。

在非过敏性患者中，使用 300~350mg/mL 浓度的碘对比剂。在冠状动脉 MDCT 扫描中，使用流量>5mL/s（通常为 5~6mL/s）的注射泵进行注射，应使用双筒注射器，注射完对比剂后，再注入生理盐水（40~50cm³）。这是通过静脉注射到外周静脉给药方式，理想的是右肘前静脉，因为直径大的静脉可以支持高流量的注射，需使用 18~20 口径的留置针。待注射的对比剂的总量为 60~120mL（1mL/kg，成人），这取决于注射速度和注射持续时间。注射持续时间应至少等于或略大于采集的估计时间，但是在短时间的采集中，注射时间应当<10 秒。

图像采集与对比剂到达解剖结构的同步对于在整个采集中获得具有足够对比度的高质量图像是必要的，这可以通过使用小剂量测试或团注跟踪技术来完成。在小剂量测试技术中，给予少量对比剂（10~20mL），然后给予 50mL 生理盐水，并且每 1 秒或 2 秒获取升主动脉的图像，以评估获得峰值密度所用的时间。在团注跟踪技术中，将感兴趣区域放置在升主动脉（64 排设备中）或降主动脉（256~320 排设备中），并且在开始注射对比剂后的每 2 秒采集一次图像。然后，系统自动计算感兴趣区域中的衰减值（HU）。当达到预定义值（通常为 140~180HU）时，要求患者屏住呼吸，随后进行整个采集。

在对碘对比剂过敏的情况下，可通过使用 1 摩尔顺磁性对比剂（钆化合物），以 0.4mmol/kg 的剂量进行检查，不要超过 50~60mL，以避免肾毒性。

9.4 心脏 CT 规程

所有心脏 CT 检查开始于一个定位像（类似于胸部 X 线）（图 9.1），其用于确定每个检查的采集范围。

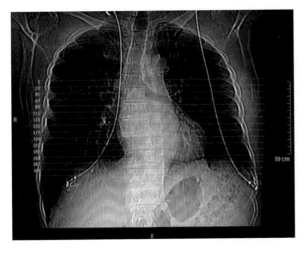

图 9.1　用于规划心脏 CT 扫描的定位像。

9.4.1　钙化积分检查

其是所有心脏 CT 检查中最简单的检查，因为不需要对比剂并且辐射剂量低。它是高度敏感的，以便检测冠状动脉壁中最少量的钙，并且其在冠状动脉危险因素筛查中的临床价值已经被多方面证实。

- 采集类型：屏住呼吸，头尾位，从气管隆嵴到腹部的上 1/3。
- X 线球管参数：120kV，210mAs（有效 mAs）。
- 采集周期：75% 的 RR 间期。
- 对比剂：不使用。
- 层厚：3mm。
- 重建间隔：3 mm。
- 重建矩阵：512×512，硬滤波器。
- 分析：专门的心脏 CT 工作站软件，可以测量所有层面的面积和所有区域的密度，从而确定为冠状动脉钙化（钙化> 130 HU），计算钙化容积积分和钙化质量，并转换为 Agatston 单位（图 9.2）。
- 报告：必须包括 Agatston 评分的总值和患者的人口百分位数，同时考虑其年龄和性别。另外，可以针对每个主冠状动脉分别描写钙化积分。

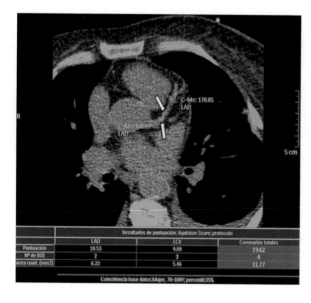

图 9.2　用于分析检测冠状动脉钙化（箭头）及其转换为 Agatston 单位的软件。

9.4.2　非侵入性冠状动脉造影

• 采集：屏住呼吸，头尾位，从气管隆嵴到腹部的上 1/3。采集模式将取决于心律和 HR。

–稳定的窦性心律且 HR<65bpm：屏住呼吸，头尾位，从气管隆嵴到腹部的上 1/3。如果在系统中没有可用的前瞻性采集模式，则可替换为具有管电流调制的螺旋采集。

–不规则心律或 HR>65bpm（或 HR<65bpm 但不稳定）：无管电流调制的螺旋采集。

• X 线球管参数：100~120kV（>85kg，BMI>30），220~400mAs。

• 采集过程。

–前瞻性采集：75%RR 间期。

–螺旋采集：在整个心动周期内，回顾性重建每 5% 间隔的 RR 间期（多相）。如果 HR 为<65bpm，冠状动脉分析的最佳时相通常在 RR 间期的 70% 和 80% 之间，如果 HR> 70bpm，则在 RR 间期的 40% 和 50% 之间。在不规则节律（心房颤动）的情况下，RR 间期的 90% 相位也是合适的。

–最后,必须选择两种重建模式中的一种:半周扫描(半旋转)或分段重建。如果 HR <65bpm,首选半周扫描模式,该模式采集一个心动周期内,球管旋转半周所获得的信息建立图像。在分段或多周期重建中,图像信息(单射线源设备机架旋转半周)被分段,且需采集 2 个或 3 个心动周期内的图像。该图像具有更高的时间分辨率,特别是在心率高的情况下,但是需要完全规整的心律,并且心脏的跳动位置在采集过程中不能改变。

• 对比剂:碘,静脉注射,60~120mL,速度为 5~6mL/s。在碘过敏的情况下,应按预先规定的脱敏疗法治疗,或者可以使用 1M 钆(剂量<60mL)。

• 层厚:总是 1mm(理想的是<0.75mm)。厚层图像比薄层图像噪声更小,但是空间分辨率低于薄层图像。

• 重建间隔:0.25~0.3mm(层厚的 50%)。

• 重建矩阵:尝试以 MDCT 扫描的空间分辨率来适应重建图像的像素分辨率。对于 20~25cm 的视野,建议使用 512×512 矩阵。使用较大的视野会降低分辨率。

• 重建滤波器(内核):这些滤波器是指计算像素值中 CT 值(原始数据)的数学算法。MDCT 设备的每个制造商都有自己的滤波器,但都是相似的。建议在大多数扫描中使用"中间"滤波器;"软"滤波器适用于噪声高的图像,特别是在肥胖患者中;"硬"滤波器,可以降低金属(支架)或钙的影响。

• 分析:在采集完成后,患者离开检查床前,应首先立即检查 MDCT 主控制台中的图像以及 ECG 记录。这样可以对扫描的质量进行评估,并在必要时重复。此外,如果 MDCT 设备具备适当的软件,则可以通过 ECG 编辑工具修改同步错误(忽略期前收缩、起搏器尖峰等)来改善图像质量。使用心脏 CT 工作站的专门软件进行最后的分析。首先,必须检查轴向图像,具有不同的窗口调整(肺窗、纵隔窗等),以对所采集的整个胸廓的解剖结构进行适当的评估。冠状动脉分析必须包括斜位多平面重建(见图 10.6 至图 10.8),这对冠状血管壁有明显钙化时特别有用,而最大密度投影(MIP)可能不清晰,除非是薄层 MIP。在不存在钙化的情况下,MIP 可用于评估冠状动脉内腔和可能存在的血管狭窄,当与三维重建组合时,可呈现出同侵入性血管造影相配的仿真技术(见图 10.11)。3D 容积再现图像可用于显示冠状动脉的分布(见图 10.13),观察冠状动脉起源和走行异常的情况,并快速发现可能引起阻塞性病变的区域,但不能用于评估其大小。

- 报告:必须包括检查的临床指标和基本技术细节(采集类型、层厚、对比剂用量等)。根据美国心脏协会的 17 段冠状动脉方案,指出冠状动脉优势类型,并报告各血管和节段的表现。对狭窄的评估可以通过定量比较分析(QCA)软件来完成,但是当血管内腔自动检测不足时,需要仔细复查并进行适当的手动校正。对狭窄的直观视觉评估已被证明与侵入性血管造影有较好的吻合,这是经过验证并被认可的方法。特别是在狭窄边缘或不确定严重程度的情况下,病变的评估必须在至少 2 个纵向正交血管截面中进行,也可以在最小管腔面积的横断面上评估。根据指南,病变的狭窄程度被分为正常(无动脉粥样硬化斑块,无狭窄)、轻微狭窄(狭窄程度<25%)、轻度狭窄(狭窄程度为 25%~49%)、中度狭窄(狭窄程度为 50%~60%)、显著或重度狭窄(狭窄为 70%~99%)或血管闭塞(100%狭窄)。报告还要描述最显著病变的组成成分,如钙化(图 9.3a)、非钙化(图 9.3b)或混合斑块,病变沿血管壁的分布(同心,偏心),其位于血管的位置(近端、内侧、远端、弥漫、开口、分叉、支架内等)以及血管重塑的存在。最后,报告必须包括一个冠状动脉旁观察结果(心脏和心外)的描述,以及基于检查结果和患者情况的最终临床指导。

9.4.3　胸痛三联的 MDCT 扫描

胸痛三联的 MDCT 扫描是通过心电图同步进行的检查,它可以评估肺动脉和肺实质(图 9.4a),同时评估冠状动脉和胸主动脉(图 9.4b)。主要用于急诊胸痛患者,来区别 3 种病症:急性冠状动脉综合征、急性主动脉综合征和肺血栓栓塞。

患者的准备与常规冠状动脉 MDCT 扫描相似。如果患者无法进行足够的屏气,则扫描可以从颅脑方向进行,以便最小化由呼吸引起的运动伪影。

在胸痛三联扫描中,采集须从锁骨下缘、主动脉弓上缘以上约 20mm 处向下到腹部上三分之处。对比剂尽可能地以双相模式注入。在第一阶段,以 5mL/s 的速度注射 70~80mL 的对比剂,在第二阶段中注射 50~60mL 稀

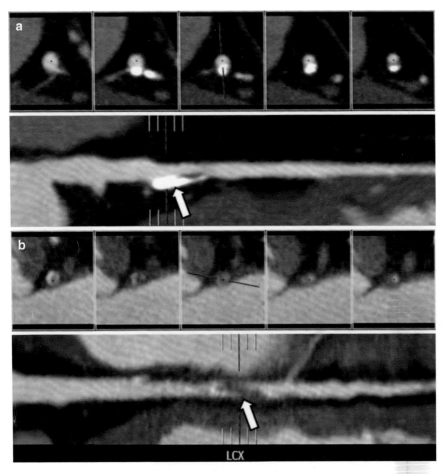

图 9.3　(a)钙化和(b)非钙化冠状动脉病变(箭头)的实例。

释对比剂(25~30mL 对比剂+ 25~30mL 生理盐水溶液)。如果这样都不行的话,可以 5mL/s 的速度注射 100~120mL 碘对比剂,而不需要另外的生理盐水溶液,以避免右心腔的对比剂的流失。视野应该包括整个胸部,而不仅仅是心脏。方案的其余部分与常规冠状动脉 MDCT 相似。

9.4.4　肺静脉研究

在进行肺静脉前庭消融的心房颤动患者中,可以看到肺静脉的 MDCT

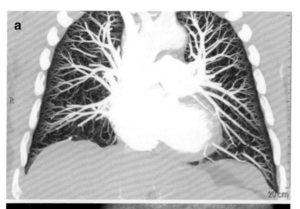

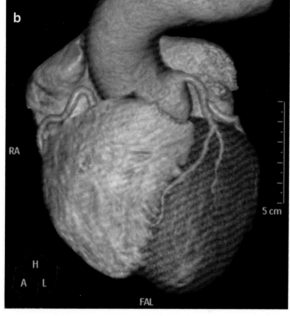

图 9.4　包括肺动脉 (a) 和主动脉 (b)，以及冠状动脉的胸痛三联的 CT 扫描。

研究。

　　检查将通过心电图同步进行。尽管已经描述了各种方案，为了简化研究，用于注射对比剂和采集的方案可以与非侵入性冠状动脉导管插入方案相同。

　　识别肺静脉及前庭的数量和排列（图 9.5）以及尽可能将图像与心房电

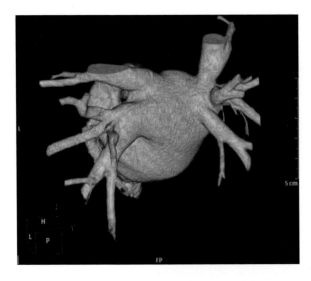

图 9.5　肺静脉 CT 3D 重建。

生理图谱程序整合对于这类患者的规划流程非常有用。

9.4.5　心脏静脉研究

在再同步化治疗的患者中，心脏静脉的解剖学知识是非常重要的,这需要通过心脏静脉插入左心室的心外膜来刺激电极(图 9.6)。图像的采集方案与冠状动脉的 MDCT 研究再次相同，仅需要改变对比剂注射方案。在这种情况下,建议以 4 mL/s 的速度注射至少 100mL 的对比剂,或者双相模式注射,以 3mL/s 的速度注射 30mL,紧接着以 5mL/s 的速度注入 70mL,然后以 5mL/s 的速度注入 40mL 的生理盐水溶液用以冲洗。

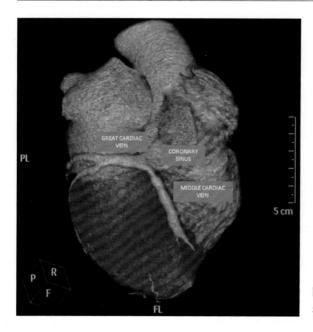

图 9.6　3D 重建心脏后的视图直观显示冠状静脉。

(谢斌 徐兵 译　牛家成 校)

参考文献

1. Abbara S, Arbab-Zadeh A, Callister TQ, Desai MY, Mamuya W, Thomson L et al (2009) SCCT guidelines for performance of coronary computed tomographic angiography: a report of the Society of Cardiovascular Computed Tomography Guidelines Committee. J Cardiovasc Comput Tomogr 3:190–204
2. Kramer CM, Budoff MJ, Fayad ZA, Ferrari VA, Goldman C, Lesser JR et al (2007) ACCF/AHA 2007 clinical competence statement on vascular imaging with computed tomography and magnetic resonance. A report of the American College of Cardiology Foundation/American Heart Association/American College of Physicians Task Force on Clinical Competence and Training. J Am Coll Cardiol 50:1097–1114
3. Lin EC (2007) Coronary computed tomography angiography: principles of contrast material administration. J Cardiovasc Comput Tomogr 1:162–165
4. Maroules CD, Cheezum MK, Joshi PH, Williams M, Simprini LA, Nelson KH et al (2015) SCCT curriculum guidelines for general (level 1) cardiovascular CT training. J Cardiovasc Comput Tomogr 9:81–88
5. Taylor AJ, Cerqueira M, Hodgson JM, Mark D, Min J, O'Gara P et al (2010) ACCF/SCCT/ACR/AHA/ASE/ASNC/NASCI/SCAI/SCMR 2010 appropriate use criteria for cardiac computed tomography. J Am Coll Cardiol 56:1864–1894

第 10 章

心脏计算机断层扫描：后处理和分析

Rubén Leta，Antonio Barros

10.1　概述

仔细采集对于获取足以进行分析的心脏解剖图像至关重要。

分析过程从系统主控制台开始,首先对轴位像图进行快速浏览,以确保患者仍在检查室内时的图像采集是足够的,无须进行重复采集。从这个意义上来讲,有必要评估心脏结构的正确对比度,以及呼吸运动伪影的存在(图 10.1,箭头),因为这都是后处理工具无法解决的问题。此外,早期检测到的因同步缺陷导致的心脏运动伪影(图 10.2a)提示我们应该在控制台上借助软件编辑参考 ECG 信号,执行额外的重建(图 10.2b)。

对轴位图像的初步分析也有助于排除心脏外的发现,其中一些发现可能非常重要,以至于需要扩大采集范围,例如,胸主动脉夹层的意外发现预示着我们要进行额外的腹部和髂骨层面检测。从这个意义上讲,对心脏和

R. Leta, MD, PhD (✉) • Antonio Barros, MD
Cardiac Imaging Unit, Cardiology Department, Hospital de la Santa Creu i Sant Pau,
Universitat Autònoma de Barcelona, Barcelona, Spain
e-mail: rleta@santpau.cat

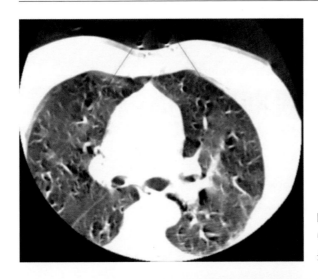

图 10.1　在心脏 CT 检查中,监测由于呼吸运动(箭头)而引起的伪影。

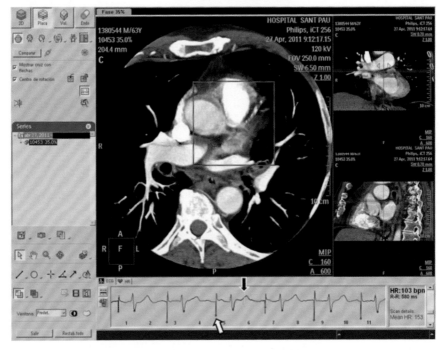

图 10.2　(a)与起搏心房的刺激信号同步(ECG 线上的白色箭头)导致不适当的心脏期相(黑色箭头)后的重建伪影(方框)。(b)手动编辑参考 ECG,选择真正的 QRS 波(ECG 线上的白色箭头)以允许选择适当的心脏期相(黑色箭头),对伪影进行校正(方框)。(待续)

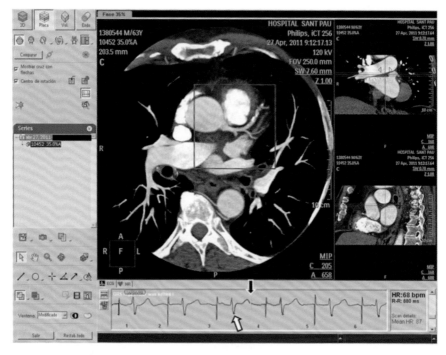

图 10.2(续)

胸部解剖结构进行系统的逐步分析至关重要,以免忽视重要发现,如肺实质、呼吸道、大肺血管、大型全身血管等。

10.2　分析工具

在采集控制台中预先浏览后,心脏 CT 研究分析在后处理工作站中完成。尽管不同的商业化分析系统可能有所不同,但它们都有一些共同的可视化工具,这些工具可以提供多种图像重建模式。然而,对原始轴位像图的检查对于开始分析仍然是必要的。

10.2.1　轴位像图

由于 CT 系统中的采集是在轴向平面上进行的,因此这个方向上的图像不会受到重建伪影的影响，但这些伪影或多或少会影响多平面重建图像。在轴位像图上对心脏运动可能造成的干扰进行评估，特别是在螺旋采集的心脏研究中,有利于我们选择待分析的心动周期的最佳期相。

为了加快分析速度，后处理站通常会对解剖结构进行"分割"(图10.3),即在心脏研究中,凸显图像中的某些解剖结构,同时削弱我们不太感兴趣的其他结构。这种计算机处理程序有潜在的局限性,因为它可能会导致对部分有分析价值的结构的可视化丢失。这便是我们依赖于轴位像图可视化的另一个原因,即轴位像图包含我们获得的所有信息,而不仅仅是工作站后处理之后所提供的部分信息。

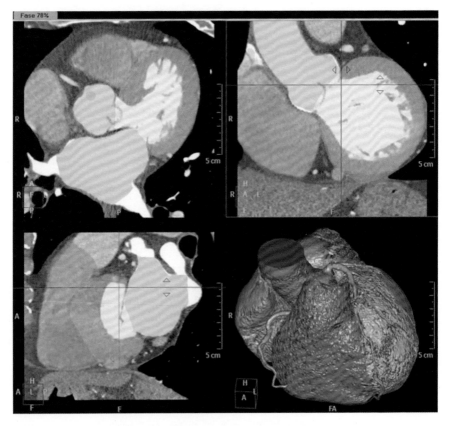

图 10.3 心脏结构分割的计算机后处理分析。

10.2.2 多平面图像

由于 CT 系统的采集是在轴向上进行的，所以在轴向平面上没有显示的任何图像必须对应于多个轴向平面图像的重建。这被称为多平面重建(MPR)图像,包括斜位和标准矢状面、冠状面。MPR 重建有两种类型:斜位重建和曲面重建。

10.2.2.1 斜位 MPR

在这种模式下(图 10.4),通过计算机重建垂直于轴向平面的两个互成 90°夹角平面的图像,如冠状和矢状切面的图像,以及在它们中间的任意角

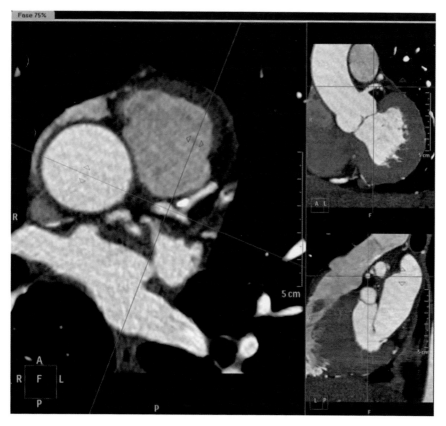

图 10.4 手动获取单支冠状动脉解剖平面为导向的斜位 MPR 切面的工具。

度所形成的图像。这种类型的重建有利于我们获得冠状动脉的横截面(图 10.5)，进而提取出一些重要的信息，如最小管腔面积，其决定病变的程度或是否存在血管重塑。尽管分辨率较低，但因为其与血管内超声获得的图像相似，这些血管的横截面也被称为"IVUS-like"。

10.2.2.2 曲面 MPR

这种重建模式(图 10.6)可以提供所有血管结构的纵向视图(冠状动脉、主动脉等)。将包含感兴趣的解剖结构信息的轴位像体素进行空间总和，就能得到这种图像。这些体素由操作者手动或半自动绘制的中心线连

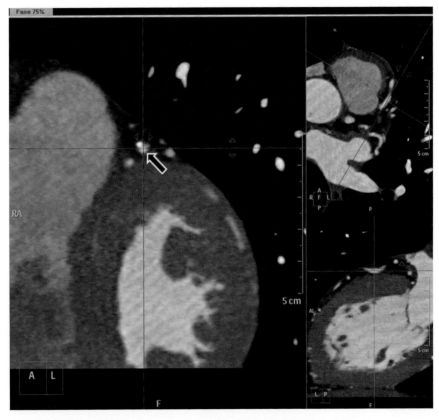

图 10.5 通过斜位 MPR 分析冠状动脉左前降支(箭头)的横截面。

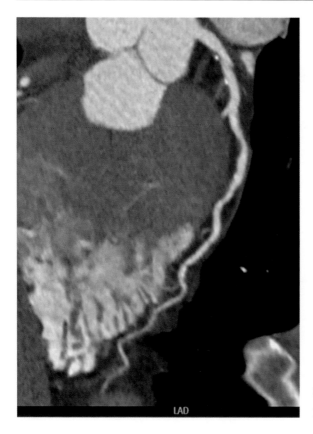

LAD

图 10.6　冠状动脉左前降
支的曲面 MPR。

接(图 10.7)。通过曲面 MPR 呈现的血管结构也可以进行另外的后处理,以
获得血管的横截面(如 IVUS-like),或者以不同的角度显示纵向截面(图
10.8)。这些重建有利于我们检查冠状动脉管腔以及量化其狭窄程度,尤其
是在有血管壁钙化的情况下。与斜位 MPR 重建一样,曲面重现是分析冠状
动脉粥样硬化斑块形态和成分的非常有用的工具。

　　事实上,轴位像图和多平面重建都是二维剖面。然而,后处理工具也可
以通过计算连续轴向层面的空间总和来获得心脏结构的三维重建图像。尽
管从前文来看,容积再现对于视觉分析很有用,但是我们还需要使用其他
后处理工具来完成分析。

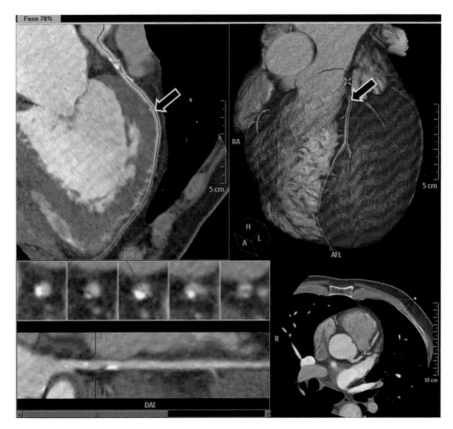

图 10.7　通过在血管腔绘制中心线(箭头处)而获得冠状动脉左前降支的曲面 MPR。

10.2.3　其他后处理工具

其他有助于心脏 CT 分析的后处理工具包括:最大密度投影(MIP)、最小密度投影(MinIP)和容积再现技术。这些工具可以应用于轴位图、多平面切面或三维重建。

10.2.3.1 MIP 和 MinIP

在 MIP 图像中(图 10.9),再次执行切面的空间总和,在这种情况下,突出显示那些高密度结构,或换句话说,具有最高射线衰减能力的那些结构

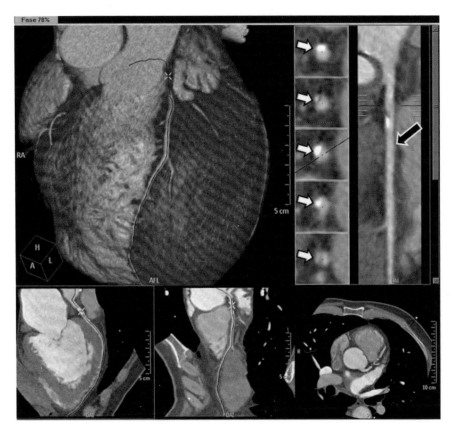

图 10.8 通过曲面 MPR 获得冠状动脉左前降支的横切面(白色箭头)和纵切面(黑色箭头)视图。

(如增强的血管),这些结构都被近距离投影,而不管它们的实际空间位置如何。相反,在 MiniP 图像中(图 10.10),重建更加突出了相对于其他组织而言低密度或低衰减的结构(如呼吸系统)。

当应用于 MPR 或 3D 重建时,MIP 模式能很好地模拟同样是空间投影图像的侵入性冠状动脉造影(图 10.11)。MIP 图像在肺结节的检测中也很有用,在没有 MIP 的薄层中,肺结节有时会被遗漏。同样,MinIP 图像有助于心肌灌注缺损的可视化(图 10.12,箭头)以及肺气肿区域的检测。

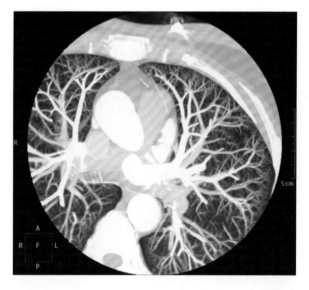

图 10.9　心脏 CT 研究中的轴向切面的 MIP 图像。

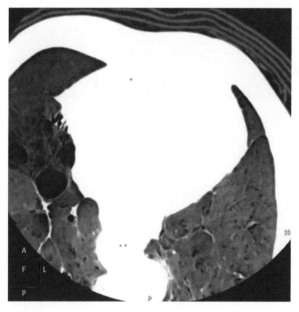

图 10.10　心脏 CT 研究中的轴向切面的 MinIP 图像。

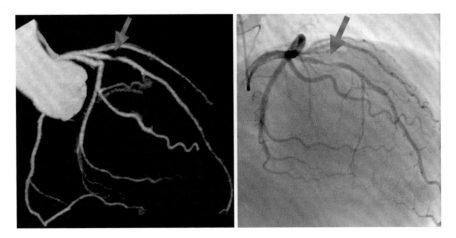

图 10.11　3D MIP 重建(左图)显示的左前降支狭窄病变与对应的侵入性血管造影图像 (右图)进行对比。

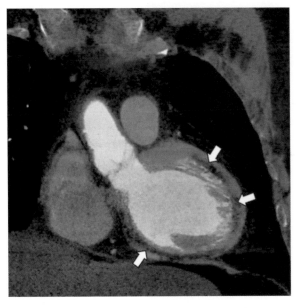

图 10.12　缺血性心脏病 患者冠状位左心室 MIP 重 建显示,广泛的心肌灌注 缺损(箭头)。

10.2.3.2 容积再现

　　"渲染"是由计算机执行从 3D 模型生成 2D 图像的复杂计算过程。在这种后处理模式中，2D 图像的像素密度与 3D 体素衰减值一一对应（更高的密度显示为更亮的信号），但是在转换的过程中，我们要根据该体素在所表示的体积内的相对位置，对其进行校正：假定两个具有等效衰减强度的结构，位于更表浅的结构将由更亮的像素表示。用这种类型的后处理进行的 3D 重建被称为 3D 容积再现图像(图 10.13)。这种重建模式可以快速显示对冠状动脉解剖结构和心外膜表面血管的分布，甚至可以让我们迅速定位梗阻性冠状动脉病变和先天性血管异常。尽管 3D 体绘制图像很有吸引力，但它并非是评估冠状动脉狭窄程度的最佳选择，特别是在病变处有钙成分时(图 10.14，左图箭头)。因为，这种类型的后处理会掩盖真正意义上的梗阻狭窄，并导致与侵入性血管造影的结果产生差异(图 10.14，右图箭头)。

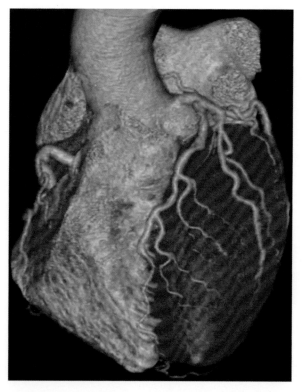

图 10.13 心脏 3D 容积再现的正面观。

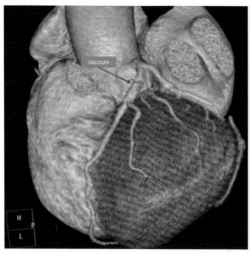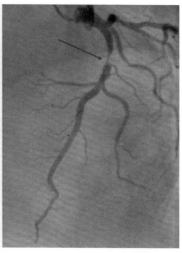

图 10.14 3D 容积再现(左图)显示左前降支钙化,掩盖了下方侵入性血管造影所示的严重梗阻性病变(右图箭头)。

10.3 评估冠状动脉病变的大小和成分

在冠状动脉的解剖结构研究中,MDCT 具有巨大的潜力,因为它不仅局限于提供血管管腔的信息,还包括血管壁的相关信息。因此,冠状动脉 MDCT 检查,既可以评估冠状动脉病变引起的狭窄,也可以评估斑块本身的分布、成分和形态。

10.3.1 对病变大小的评估

一旦检测到病变,首先要确定该发现是真实的病变,而不是伪影。造成伪影最常见的原因是心脏和呼吸运动,这可能会导致假性狭窄(图 10.15,左图箭头);分析工具本身产生的,如中心线定位不准而导致假性狭窄(图 10.16);还有一种原因是严重的冠状动脉壁钙化引起的部分体积效应(图 10.17)。

心脏 MDCT 评估冠状动脉狭窄程度 (与侵入性冠状动脉造影一样)是

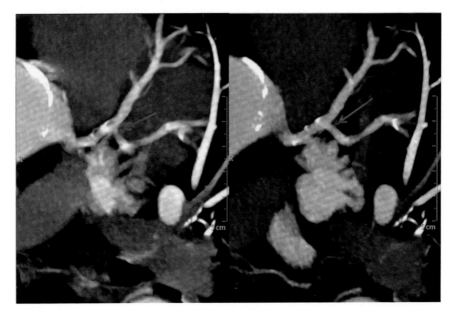

图 10.15　通过分析更适合的心动时相(右图)而证实心脏运动伪影在正常血管上的引起的假性狭窄(左图箭头)。

以病变处血管腔直径(最小管腔直径)相对于没有病变的相邻节段的减小程度作为参考。如介入研究一样,这种评估也可以直观目测进行,但目前心脏 MDCT 分析站使用专门的软件来量化阻塞程度。一方面,这些系统可以进行全自动量化以检测动脉壁的边界(从而勾画血管内腔)(图 10.8 a,b),另一方面,也可以采用半自动量化方式手动设置病变水平(图 10.19,下箭头)和作为参考节段血管(图 10.19,上箭头)的内腔。之后,系统对狭窄程度进行计算。值得注意的是,在使用任何自动量化系统时,最基本的要求是要具有最佳的图像质量,只有这样才可以确保血管壁边界的检测和狭窄程度的量化是真实可靠的。

　　此外,冠状动脉的多平面横断面重建(IVUS-like),可以通过确定病变最严重部位的最小管腔面积来量化病变的大小(图 10.18b),同时它也可以评估冠状动脉斑块的特征(图 10.20)。这种类型的测量不仅需要最佳的图像质量,还需要对窗参数进行适当的调整(水平和厚度)。尽管这种量化方

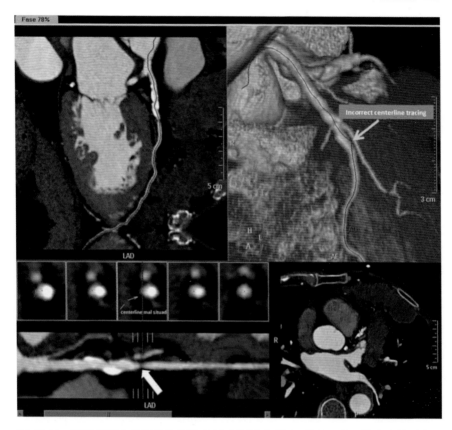

图 10.16　MPR 图像上的假性狭窄病变(左下图白色箭头)是由于中心线追踪错误造成的(右上图绿色箭头)。

法可以应用于所有病变的检测，但最难分析的是那些中等程度的病变，这些病变常位于血管起点(开口)，或呈弥漫性分布，以至于没有健康的节段作为参考(图 10.21a,b)。

目前推荐以相对较宽的狭窄百分比范围来量化狭窄程度，而不取决于评估的方法(目测、自动或半自动)。

10.3.2　评估病变成分

心脏 MDCT 根据 Hounsfield 单位(HU)的值，提供了构成冠状动脉病

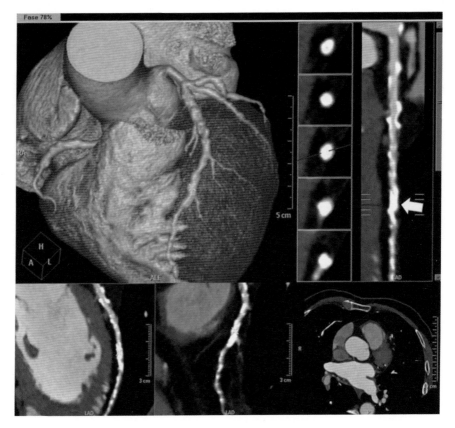

图 10.17 由于血管壁钙化造成的管腔部分容积效应和晕染(右上图箭头)。

变的动脉粥样硬化斑块成分的相关信息。该值表示组织能够衰减外源性 X 线的幅度。按照惯例,确定水的衰减值为 0,因此那些衰减程度逐渐增大的高密度组织,如纤维组织或钙,具有更高的 HU 值。

尽管我们有可能确定斑块的主要成分,但这一信息的临床相关性仍缺乏科学证据。然而,令人感兴趣的是在所谓的易损斑块中的某些特征可以被 MDCT 检测到并加以描述,如血管重塑的类型、斑块的 HU 值以及动脉粥样硬化斑块中心的斑点状钙化。

血管壁重塑现象可以通过量化病变区域血管的 MPR 横断面血管面积,并将其与没有病变的相邻血管段的血管面积进行比较来进行评估(图

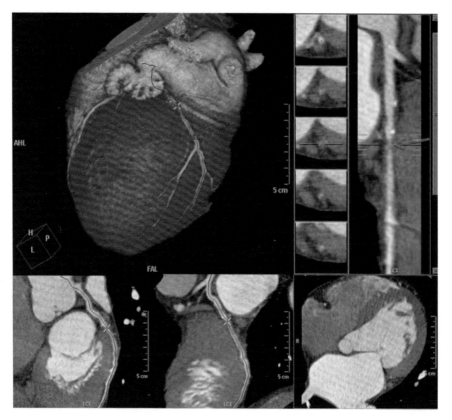

图 10.18　(a)MPR 显示左回旋支梗阻性病变(箭头)。(b)通过自动检测血管边界来量化狭窄程度,并根据血管直径或面积的减小来计算狭窄的百分比。(待续)

10.22)。在易损斑块中,我们观测到正性重构现象,即两个区域面积的比值>1。此外,据文献报道,潜在的易损动脉粥样硬化由<30HU 的斑块组成。HU 值的量化可以手动进行,但是需要使用至少 0.1mm^2 的感兴趣区(图10.23,箭头)。此外,在测量时,也要仔细避免将血管腔和冠状动脉周围的脂肪组织包含进来。我们特别感兴趣的是,对斑块中极低密度区的检测,因为这些区域可能预示着坏死核心的存在,而坏死核心常出现在易损斑块中(图 10.24)。

目前,大多数心脏 MDCT 分析设备都有可进行所谓虚拟组织学的工

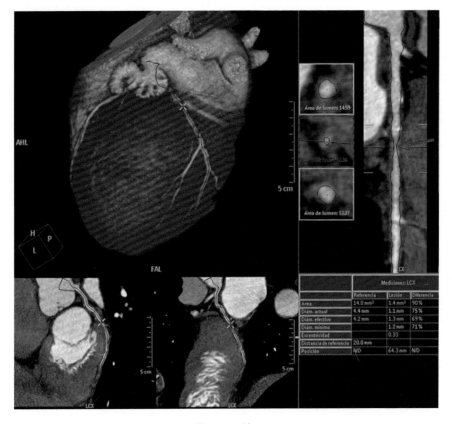

图 10.18(续)

具,其包括之前描述的自动化 HU 量化的过程。这些程序自动检测斑块边界(冠状动脉内腔界和外界)(图 10.20),并为每个组织成分分配一系列的 HU 值,并由叠加在动脉粥样斑块图像上的彩色阴影表现(图 10.25)。这种系统不仅可以评估斑块的成分,还可以量化受弥漫性动脉粥样硬化影响区域的斑块体积。

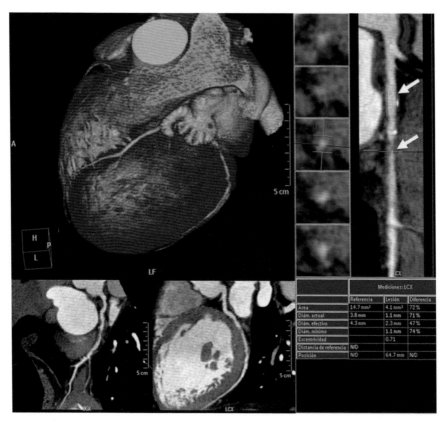

图 10.19 在阻塞部位（右上图中的下箭头）和健康血管段（上箭头）手动设置卡尺半自动量化病变，以作为参考。

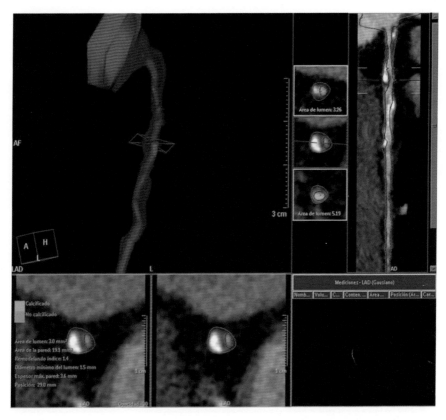

图 10.20 血管病变部位的高质量横截面图像(下图),可以对病变成分进行形态学分析以及对血管和管腔面积进行定量检测。

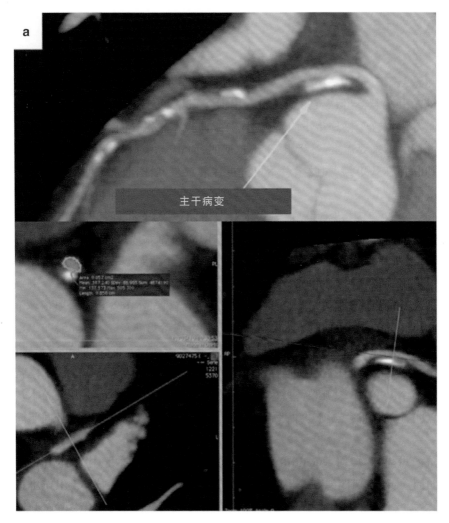

图 10.21　(a,b)两例左冠状动脉弥漫性病变(病例 a 上图,绿色箭头)由于缺乏健康血管段作为参考,定量评估存在局限性。在这些实例中,血管管腔的绝对最小面积仍是评估阻塞程度的唯一因素:见病例 b 的侵入性血管造影图像(右下图红色箭头)。(待续)

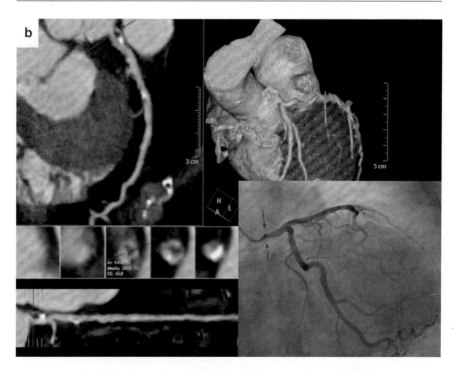

图 10.21(续)

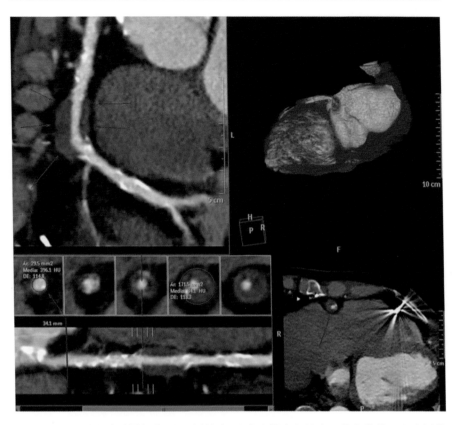

图 10.22 通过追踪受累部位(左上图箭头)和参考健康段整个血管的横截面积来评估血管重构:参见左中图圆形区域。

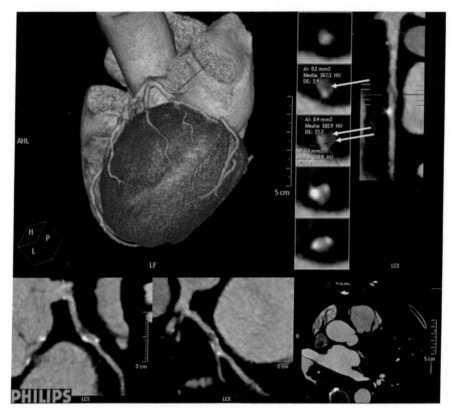

图 10.23　冠状动脉病变成分 HU 值测量(箭头)。

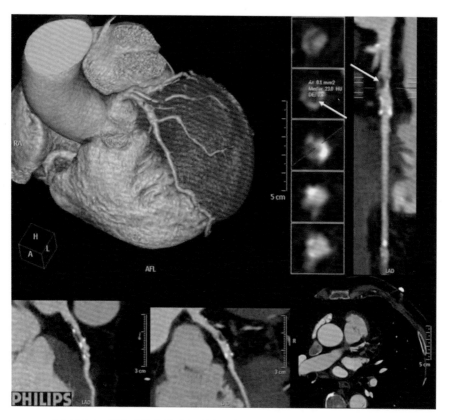

图 10.24　冠状动脉斑块的极低密度信号(箭头)，表明存在坏死核心。

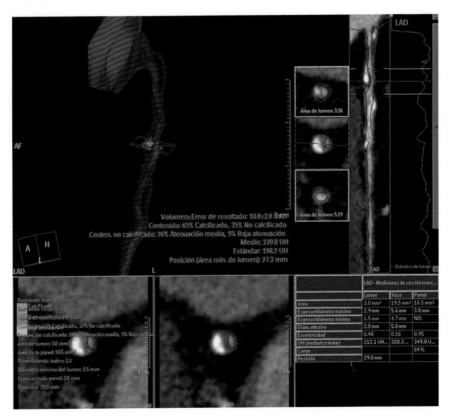

图 10.25　冠状动脉斑块成分信号强度的颜色编码分析。

（李冰 谢斌 译　申永来 校）

参考文献

1. Arbab-Zadeh A, Hoe J (2011) Quantification of coronary arterial stenoses by multidetector CT angiography in comparison with conventional angiography methods, caveats, and implications. JACC Cardiovasc Imaging 4:191–202
2. Leipsic J, Abbara S, Achenbach S, Cury R, Earls JP, Mancini GJ et al (2014) SCCT guidelines for the interpretation and reporting of coronary CT angiography: a report of the Society of Cardiovascular Computed Tomography Guidelines Committee. J Cardiovasc Comput Tomogr 8:342–358
3. Raff GL, Abidov A, Achenbach S, Berman DS, Boxt LM, Budoff MJ et al (2009) SCCT guidelines for the interpretation and reporting of coronary computed tomographic angiography. J Cardiovasc Comput Tomogr 3:122–136

4. Rinehart S, Vázquez G, Qian Z, Murrieta L, Christian K, Voros S (2011) Quantitative measurements of coronary arterial stenosis, plaque geometry, and composition are highly reproducible with a standardized coronary arterial computed tomographic approach in high-quality CT datasets. J Cardiovasc Comput Tomogr 5:35–43

索 引